Desafios Atuais para a Saúde e Bem-estar dos Adolescentes

Série Atualizações Pediátricas

- Cuidados Paliativos Pediátricos – auxílio na atuação do pediatra *(2024)*
- Lesões não Intencionais em Crianças e Adolescentes: causas, consequências e prevenção *(2024)*
- Pediatria e Saúde Mental – implicações frente às mudanças do século XXI *(2024)*
- Situações clínicas em neonatologia: bases para o diagnóstico e conduta *(2023)*
- Casos clínicos e gastroenterologia pediátrica: diagnóstico e terapia *(2023)*
- Nutrição na consulta pediátrica: como conduzir *(2022)*
- Oftalmologia pediátrica e os desafios mais frequentes *(2022)*
- Hematologia e hemoterapia pediátrica: um guia prático *(2022)*
- Aleitamento materno na era moderna – vencendo desafios *(2021)*
- O dia a dia do pediatra *(2021)*
- Cuidados paliativos na prática pediátrica *(2019)*
- Dermatologia pediátrica no consultório *(2019)*
- Infectologia nas emergências pediátricas *(2019)*
- Medicina do sono *(2019)*
- Pneumologia pediátrica no consultório *(2019)*
- Puericultura passo a passo *(2019)*
- Da queixa clínica à reumatologia pediátrica *(2019)*
- Adolescência e sexualidade – visão atual *(2016)*
- Atualização em alergia e imunologia pediátrica: da evidência à prática *(2016)*
- Do pediatra ao endocrinologista pediátrico: quando encaminhar *(2016)*
- Pediatria ambulatorial: da teoria à prática *(2016)*
- A saúde mental na atenção à criança e ao adolescente: os desafios da prática pediátrica *(2016)*
- Atualizações em terapia intensiva pediátrica – 2ª edição *(2014)*
- Doenças pulmonares em pediatria: atualização clínica e terapêutica *(2014)*
- Hematologia e hemoterapia pediátrica *(2013)*
- Obesidade no paciente pediátrico: da prevenção ao tratamento *(2013)*
- Otorrinolaringologia para o pediatra – 2ª edição *(2013)*
- Odontopediatria para o pediatra *(2013)*
- Imunizações em pediatria *(2013)*
- Oncologia para o pediatra *(2012)*
- Gastroenterologia e hepatologia na prática pediátrica – 2ª edição *(2012)*
- O recém-nascido de muito baixo peso – 2ª edição *(2010)*
- Oftalmologia para o pediatra *(2010)*
- Emergências pediátricas – 2ª edição – revisada e ampliada *(2010)*
- Atualidades em doenças infecciosas – manejo e prevenção *(2009)*

O presente livro passou por criterioso processo de revisão científica e gramatical pelos coordenadores, editores e produtores. No entanto, ainda assim, está exposto a erros. Caso haja dúvida, solicitamos ao leitor entrar em contato com a Sociedade de Pediatria de São Paulo (SPSP).

Sociedade de Pediatria de São Paulo

Departamento Científico de Adolescência

Série Atualizações Pediátricas

Desafios Atuais para a Saúde e Bem-estar dos Adolescentes

Coordenadores

Elizete Prescinotti Andrade

Elisiane Elias Mendes Machado

Alexandre Massashi Hirata

Atheneu

Rio de Janeiro • São Paulo

2024

EDITORA ATHENEU

São Paulo — *Rua Maria Paula, 123 – 13º andar – Conjuntos 133 e 134*
Tel.: (11) 2858-8750
E-mail: atheneu@atheneu.com.br

Rio de Janeiro — *Rua Bambina, 74*
Tel.: (21) 3094-1295
E-mail: atheneu@atheneu.com.br

Produção Editorial: *Know-How Desenvolvimento Editorial*
Capa: *Paulo Verardo*

CIP-BRASIL. CATALOGAÇÃO NA PUBLICAÇÃO
SINDICATO NACIONAL DOS EDITORES DE LIVROS, RJ

D484

Desafios atuais para a saúde e bem-estar dos adolescentes / editores Elizete Prescinotti Andrade, Elisiane Elias Mendes Machado, Alexandre Massashi Hirata. - 1. ed. - Rio de Janeiro : Atheneu, 2024.
160 p. : il. ; 24 cm. (Atualizações pediátricas)

Inclui bibliografia e índice
ISBN 978-65-5586-795-4

1. Medicina. 2. Medicina do adolescente. 3. Pediatria. I. Andrade, Elizete Prescinotti. II. Machado, Elisiane Elias Mendes. III. Hirata, Alexandre Massashi. IV. Série.

24-87852 CDD: 618.92
CDU: 618.92

Gabriela Faray Ferreira Lopes - Bibliotecária - CRB-7/6643
16/01/2024 18/01/2024

ANDRADE, E. P.; MACHADO, E. E. M.; HIRATA, A. M.
Desafios Atuais para a Saúde e Bem-estar dos Adolescentes – SPSP.

Coordenadores

Elizete Prescinotti Andrade

Médica Pediatra com Título de Especialista em Pediatria pela Sociedade Brasileira de Pediatria (SBP) e Associação Médica Brasileira (AMB). Habilitação nas áreas de atuação de Neonatologia e Medicina do Adolescente pela SBP e AMB. Mestrado em Saúde da Criança e do Adolescente pela Universidade Estadual de Campinas (Unicamp). Médica Colaboradora do Ambulatório de Adolescência da Unicamp. Consultora da organização não governamental (ONG) Reprolatina na Área de Saúde Sexual e Reprodutiva de Adolescentes. Presidente do Departamento de Adolescência da Sociedade de Pediatria de São Paulo (SPSP).

Elisiane Elias Mendes Machado

Médica Pediatra e Título de Habilitação em Medicina de Adolescentes pela Sociedade Brasileira Pediatria (SBP) e pela Associação Médica Brasileira (AMB). Coordenadora da Saúde da Criança e Adolescente de Osasco. Membro do Núcleo de Estudos de Espiritualidade da Sociedade de Pediatria de São Paulo (SPSP). Presidente da Comissão do Conselho de Políticas Públicas sobre Drogas (Compod) de Osasco. Membro do Conselho Municipal dos Direitos da Criança e do Adolescente (CMDCA) de Osasco. Vice-Presidente do Departamento de Adolescência da SPSP.

Alexandre Massashi Hirata

Médico Pediatra e Hebiatra. Título de Especialista em Pediatria e na Área de Atuação em Medicina do Adolescente pela Sociedade Brasileira de Pediatria (SBP) e Associação Médica Brasileira (AMB). Mestre e aluno de Doutorado do Programa de Pós-Graduação em Pediatria e Ciências Aplicadas à Pediatria da Escola Paulista de Medicina da Universidade Federal de São Paulo (EPM/Unifesp). Professor da Disciplina de Hebiatria do Centro Universitário Faculdade de Medicina do ABC (FMABC). Professor da Unidade Curricular Saúde da Criança da Universidade Municipal de São Caetano do Sul (USCS), Campus São Caetano do Sul, e do Módulo de Pediatria da Universidade Nove de Julho (Uninove), Campus Vergueiro. Médico Socorrista da Unidade de Internação de Pediatria do Hospital de Urgências (HU) de São Bernardo do Campo. Secretário-Geral dos Departamentos Científicos de Adolescência e de Segurança da Criança e do Adolescente da Sociedade de Pediatria de São Paulo (SPSP).

Colaboradores

Andrea Hercowitz

Hebiatra do Centro de Especialidades Pediátricas do Hospital Israelita Albert Einstein (HIAE). Coordenadora da Pós-Graduação de Hebiatria do HIAE. Professora convidada da Residência em Pediatria do HIAE, da Graduação na Faculdade Israelita de Ciências da Saúde Albert Einstein e da Pós-Graduação em Enfermagem do HIAE. Membro dos Departamentos de Adolescência, do Núcleo de Estudos dos Direitos da Criança e do Adolescente e Coordenadora do Grupo de Trabalho de Fase de Transição para a Vida Adulta da Sociedade de Pediatria de São Paulo (SPSP). Coordenadora do Espaço Transcender do Centro de Saúde Escola Samuel Barnsley Pessoa (CSEB) da Faculdade de Medicina da Universidade de São Paulo (FMUSP). Editora e Autora do livro Saúde LGBTQIA+: práticas de cuidado transdisciplinar.

Benito Lourenço

Médico Chefe da Unidade de Adolescentes do Instituto da Criança do Hospital das Clínicas da Faculdade de Medicina da Universidade de São Paulo (HC-FMUSP). Médico Assistente da Clínica de Adolescência da Faculdade de Ciências Médicas da Santa Casa de São Paulo (FCMSCSP). Membro dos Departamentos de Adolescência da Sociedade Brasileira de Pediatria (SBP) e da Sociedade de Pediatria de São Paulo (SPSP). Ex-Presidente do Departamento de Adolescência da SPSP. Membro da Comissão Científica do Adolescente da Secretaria de Estado da Saúde de São Paulo.

Carlos Alberto Landi

Especialista em Pediatria com habilitação em Medicina do Adolescente pela Associação Médica Brasileira (AMB). Mestre em Ciências da Saúde pela Escola Paulista de Medicina da Universidade Federal de São Paulo (EPM/Unifesp). Professor Instrutor do Departamento de Atenção Primária da Faculdade de Ciências Médicas da Santa Casa de São Paulo (FCMSCSP).

Carolina Maria Soares Cresciulo

Médica Graduada na Pontifícia Universidade Católica de São Paulo (PUC-SP). Residência Médica na Santa Casa de Misericórdia de São Paulo em Pediatria e na Área de atuação em Medicina do Adolescente. Título de Emergência Pediátrica pela Sociedade Brasileira de Pediatria/Associação Médica Brasileira (SBP/AMB). Habilitação em Medicina do Adolescente pela SBP e AMB. Atuação na região de Sorocaba – SP em consultório particular com adolescentes e jovens de 10 a 24 anos. Coordenação no Sistema Único de Saúde (SUS) do Ambulatório de Adolescência na cidade de Votorantim – SP. Liderança em projetos de extensão em escolas públicas e particulares com adolescentes, escolas e famílias em Medicina Preventiva. Membro do Departamento Científico de Adolescência da Sociedade de Pediatria de São Paulo (SPSP).

Claudete Ribeiro de Lima

Médica Pediatra pela Escola Paulista de Medicina (Unifesp). Especialista em Pediatria e na Área de Adolescência pela Sociedade Brasileira de Pediatria (SBP) e Associação Médica Brasileira (AMB). Terapeuta Familiar e de Casal pela Pontifícia Universidade Católica de São Paulo (PUC-SP). Médica Pediatra e Hebiatra da Prefeitura Municipal de São Paulo (PMSP). Preceptora da Residência de Pediatria e Hebiatria da Secretaria Municipal de Saúde de São Paulo de 2014 a 2022.

Gabriela Nogueira Pavan

Residência Médica em Medicina de Adolescente pela Unicamp e Título de Habilitação em Medicina de Adolescentes pela Sociedade Brasileira de Pediatria (SBP) e pela Associação Médica Brasileira (AMB). Professora Assistente do Departamento de Pediatria da Faculdade de Medicina de Jundiaí (FMJ). Membro do Departamento Científico de Adolescência da SBP.

Lígia de Fátima Nóbrega Reato

Médica Pediatra e Hebiatra. Especialista em Pediatria e Área de atuação em Medicina do Adolescente pela Sociedade Brasileira de Pediatria (SBP) e Associação Médica Brasileira (AMB). Doutorado em Medicina pela Faculdade de Medicina da Universidade de São Paulo (FMUSP). Professora Titular e Livre Docente de Hebiatria do Centro Centro Universitário Faculdade de Medicina do ABC (FMABC). Membro do Departamento Científico de Adolescência da Sociedade de Pediatria de São Paulo (SPSP). Membro do Departamento Científico de Medicina do Adolescente da SBP.

Lília D'Souza-Li

Professora Associada do Departamento de Pediatria da Faculdade de Ciências Médicas da Universidade Estadual de Campinas (Unicamp). Doutorado em Medicina Experimental pela Universidade McGill, Canadá, e Pós-Doutorado pela Universidade de Harvard, Estados Unidos. Membro do Departamento Científico de Adolescência da Sociedade de Pediatria de São Paulo (SPSP).

Maíra Pieri Ribeiro

Doutora em Pediatria pela Universidade de São Paulo (USP), MBA pela Universidade Estadual do Texas. Residência em Medicina do Adolescente pela USP. Residência em Pediatria pela Pontifícia Universidade Católica (PUC) Campinas. Médica pela PUC Campinas. Administradora de Empresas pela PUC Campinas. Chefe do Ambulatório de Hebiatria da PUC Campinas. Membro do Departamento Científico de Medicina do Adolescente da Sociedade de Pediatria de São Paulo (SPSP). Membro da Academia Americana de Pediatria (AAP).

Maíra Terra Cunha Di Sarno

Membro do Departamento Científico de Adolescência da Sociedade de Pediatria de São Paulo (SPSP). Psicanalista pelo Sedes Sapientiae. Título de Especialidade em Pediatria pela Sociedade Brasileira de Pediatria (SBP). Título de Especialidade em Medicina do Adolescente pela SBP. Título de Especialidade em Medicina de Emergência Pediátrica pela SBP. Instrutora Facultada da Associação Americana do Coração (AHA) do Suporte Avançado de Vida em Pediatria (PALS) pelo Instituto de Ensino do Hospital do Coração (HCOR).

Márcia Lúcia Ferreira Denadai

Médica Pediatra com atuação em Medicina do Adolescente pela Sociedade Brasileira de Pediatria (SBP). Membro do Departamento de Adolescência da SBP.

Maria Dulcinea Fernandez de Oliveira

Médica Pediatra com residência em Medicina do Adolescente pela Faculdade de Ciências Médicas da Santa Casa de São Paulo (FCMSCSP). Título de Habilitação em Medicina de Adolescentes pela Sociedade Brasileira de Pediatria (SBP) e pela Associação Médica Brasileira (AMB). Membro do Departamento Científico de Adolescência da Sociedade de Pediatria de São Paulo (SPSP).

Maria Ignez Saito

Ex-Médica Chefe da Unidade de Adolescentes do Instituto da Criança e do Adolescente do Hospital das Clínicas da Faculdade de Medicina da Universidade de São Paulo (HC-FMUSP). Título de Habilitação em Medicina de Adolescentes pela Sociedade Brasileira de Pediatria (SBP) e pela Associação Médica Brasileira (AMB). Professora Livre-Docente pelo Departamento de Pediatria da FMUSP. Membro do Departamento Científico de Adolescência da Sociedade de Pediatria de São Paulo (SPSP). Ex-Consultora Técnica – Laboratório de Inovação – Área de Saúde do Adolescente e do Jovem do Ministério da Saúde/Organização Pan-americana da Saúde (MS/OPAS).

Maria Sylvia de Souza Vitalle

Professora Adjunto Doutora e Chefe do Setor de Medicina do Adolescente da Escola Paulista de Medicina da Universidade Federal de São Paulo (EPM-Unifesp). Professora Permanente do Programa de Pós-Graduação Educação e Saúde na Infância e Adolescência da Unifesp. Membro do Departamento Científico de Adolescência da

Sociedade de Pediatria de São Paulo (SPSP). Membro da Associação Internacional para a Saúde dos Adolescentes (IAAH). Membro da Sociedade para a Saúde e Medicina do Adolescente (SAHM), Chicago, USA. Membro do Consejo Ejecutivo da Confederación de Adolescencia y Juventud de Iberoamerica y el Caribe. Líder do Grupo de Pesquisa: Atenção Integral e Interdisciplinar ao Adolescente, registrado no Diretório de Pesquisa do Conselho Nacional de Desenvolvimento Científico e Tecnológico (CNPq).

Mauro Fisberg

Médico Pediatra e Nutrólogo. Coordenador do Centro de Excelência em Nutrição e Dificuldades Alimentares (Cenda), do Instituto Pensi – Fundação José Luiz E. Setúbal, Sabará Hospital Infantil. Professor Associado Doutor Sênior do Setor de Medicina do Adolescente do Departamento de Pediatria da Escola Paulista de Medicina da Universidade Federal de São Paulo (EPM-Unifesp). Investigador Principal (Chair) – Estudo Latino-Americano de Nutrição e Saúde (ELANS) e do Estudo Brasileiro de Nutrição e Saúde (Ebans). Coordenador da Força Tarefa de Dificuldades Alimentares da Sociedade Latino-Americana de Gastroenterologia, Hepatologia e Nutrição Pediátrica (SLAGHNP). Alumni World Hunger Program, Universidade das Nações Unidas e da Fundação Kellogg – Leadership Program-Partners of the Americas VII. Diretor da Nutrociência Assessoria em Nutrologia.

Nathalia Gioia de Paula

Médica Pediatra e Gastroenterologista Pediátrica pela Escola Paulista de Medicina da Universidade Federal de São Paulo (EPM-Unifesp). Título de Especialidade em Pediatria pela Sociedade Brasileira de Pediatria (SBP). Título de Área de Atuação de Gastroenterologia Pediátrica pela SBP. Pediatra e Pesquisadora do Centro de Excelência em Nutrição (Cenda) e Dificuldades Alimentares do Instituto PENSI, Fundação José Luiz E. Setúbal, Sabará Hospital Infantil. Gastroenterologista Pediátrica do PENSI Ambulatórios Pediátricos (PAPE) e do Atendimento Multiassistencial (AMAS) do Instituto de Responsabilidade Social Sírio Libanês (IRSSL). Pediatra e Gastroenterologista Pediátrica da Clínica Nutrociência. Membro da Força Tarefa de Dificuldades Alimentares da Sociedade Latino-Americana de Gastroenterologia, Hepatologia e Nutrição Pediátrica (SLAGHNP).

Tamara Beres Lederer Goldberg

Professora Titular e Livre Docente em Pediatria – Medicina do Adolescente pela Universidade Estadual Paulista (Unesp). Professora Titular e Orientadora do Programa de Pós-Graduação em Tocoginecologia da Unesp. Membro do Departamento Científico de Adolescência da Sociedade de Pediatria de São Paulo (SPSP). Membro do Departamento Científico de Adolescência da Sociedade Brasileira de Pediatria (SBP).

Agradecimentos

Aos adolescentes, a quem dedicamos todos os nossos esforços para que sejam felizes, saudáveis e que possam fazer do futuro um lugar melhor.

A todos os membros do Departamento de Adolescência da Sociedade de Pediatria de São Paulo (SPSP), que não mediram esforços para que este livro se realizasse, com dedicação e competência.

A todos que já fizeram parte desse departamento e que possibilitaram que tivéssemos espaço e voz em defesa da adolescência.

A todos os profissionais que atuam com adolescentes e que, como nós, se empenham diariamente para o bem-estar deles e para que sejam reconhecidos como sujeitos de direitos.

À Paloma Ferraz, do Departamento de Publicações da SPSP, pela ajuda em todos os momentos.

À SPSP, por acreditar neste livro e por todo o apoio ao nosso departamento na defesa dos adolescentes, em especial à Dra. Cléa Rodrigues Leone, Diretora do Departamento de Publicações, e à Dra. Renata D. Waksman, Presidente da Gestão 2022-2025.

Elizete Prescinotti Andrade
Elisiane Elias Mendes Machado
Alexandre Massashi Hirata
Coordenadores

Prefácio

> Adolescentes são seres especiais. Para eles, o futuro é agora; o presente, para sempre, sendo o tempo uma variável ilógica entre o poder e a escolha.
>
> Maria Ignez Saito

A adolescência, caracterizada por mudanças e transformações, é um período fundamental do desenvolvimento humano para construção do sujeito definitivo, visto que decisões e atitudes nela vivenciadas podem atingir não só esse momento, mas também a fase adulta e até a geração seguinte. Ilustra bem essa afirmação o exercício inadvertido da sexualidade, que pode comprometer o projeto de vida, a própria vida e inclusive a geração seguinte, como no caso da gravidez inconsequente, da Aids, do uso de drogas, entre outros.

Estamos vivendo, dentro da Medicina de Adolescentes neste país, uma época de intolerável retrocesso, com perda de conquistas históricas duramente conseguidas. Torna-se, então, relevante que esse retrocesso seja urgentemente substituído por um inalienável compromisso de reconquista dos espaços perdidos.

Estereótipos inadequados e até perversos podem contribuir para deformar a imagem dos adolescentes, atualmente vistos como perdidos, agressores e irresponsáveis, mas que desde Aristóteles eram considerados seres "apaixonados, irascíveis, capazes de arrebatar e de serem arrebatados".

Cabe ao adulto mudar essa visão sobre eles, começando a vê-los como solução, e não como problema.

Em qualquer família ou sociedade a inclusão dos adolescentes como protagonistas de mudança pode contribuir para o próprio fortalecimento dessas mesmas famílias e sociedades. Erik Erikson escreveu: "Na juventude, as regras de dependência começam a cair. Não é mais o velho que ensina ao jovem o significado individual coletivo da vida. É o jovem que, por meio de suas respostas e ações, diz ao adulto se a vida, da maneira como é apresentada, tem significado".

Assim, este livro é, antes de tudo, dedicado aos adolescentes e aos profissionais de Saúde, Educação, Justiça, pais e outros interessados que possam ajudá-los em sua caminhada em busca do fortalecimento da cidadania, em seu voo para o futuro, às vezes incerto. Cabe a nós, adultos, ampliar em muito nossa responsabilidade de construir alicerces seguros para que isso seja realizado.

Atender adolescentes:

- respeitá-los;
- saber ouvi-los;
- ter conhecimento sobre eles;
- percebê-los como um todo indivisível;
- fazê-lo dentro dos mais rigorosos princípios éticos.

Cabe um último agradecimento: aos adolescentes, que com seus sonhos sustentam nossas esperanças.

Maria Ignez Saito

Professora Livre-Docente pelo Departamento de Pediatria da Faculdade de Medicina da Universidade de São Paulo (FMUSP). Habilitação em Medicina de Adolescentes pela Sociedade Brasileira de Pediatria (SBP). Membro do Departamento de Adolescência da Sociedade de Pediatria de São Paulo (SPSP).

Apresentação da Presidência

A série Atualizações Pediátricas, que se iniciou em 2000, tem o objetivo principal de produzir material científico consistente e facilitar o acesso dos pediatras às informações mais atuais.

Apresento o volume *Desafios Atuais para a Saúde e Bem-estar dos Adolescentes*, coordenado por Elizete Prescinotti Andrade, Elisiane Elias Mendes Machado e Alexandre Massashi Hirata, que traz textos escritos por profissionais com muita experiência em tratar de assuntos que envolvem comportamentos de risco, situações difíceis e adversidades e, muitas vezes, falta de resiliência.

Esta publicação é a terceira que aborda a fase da adolescência e foi antecedida pelo primeiro volume da série, lançado em 2001, *Sexualidade e Saúde Reprodutiva na Adolescência*, e pela obra *Adolescência e Sexualidade – visão atual*, publicada em 2016.

Desta vez o leitor terá a oportunidade de conhecer assuntos relacionados ao adolescente e neles se aprofundar, como as particularidades de seu atendimento e os principais desafios na atenção a essa faixa etária, que se concentram nos aspectos mais relevantes, nas estratégias de prevenção e em seu acompanhamento.

A adolescência representa a "ponte" entre a infância e a idade adulta, mas não podemos esquecer e valorizar que abrange marcos do desenvolvimento exclusivos dessa faixa etária, que representam desafios especiais, são rápidos e muitas vezes ocorrem em ritmos diferentes, como os físicos, sexuais, cognitivos, intelectuais e psicossociais.

Este livro foi construído de forma muito especial e aborda, em sua primeira Seção, o atendimento do adolescente e trata dos princípios éticos e legais, da abordagem biopsicossocial da consulta, dos instrumentos de triagem para a avaliação de risco e da orientação para os pais de como mediar conflitos com seus filhos.

Segue com a Seção 2, discorrendo sobre o que é atual na atenção ao adolescente, como por exemplo: imunizações, obesidade, anticoncepção, gestação, sua relação com o mundo virtual, conflitos e agressões na escola, agravos na saúde mental, suicídio, uso de substâncias psicoativas, o adolescente LGBTQIAPN+ e o adolescente na pós-pandemia.

Temos de atentar a vários fatos relevantes e assustadores: de acordo com a Organização Mundial de Saúde, mais de 1,5 milhão de adolescentes e jovens adultos com idades entre 10 e 24 anos morreram em 2021, computando, assim, cerca de 4.500

todos os dias. Adolescentes morrem em decorrência de lesões causadas por acidentes automobilísticos, afogamentos, decorrentes de violências (interpessoal, automutilação, suicídio, homicídios, armas de fogo), lesões influenciadas pelo uso de álcool e substâncias ilícitas e condições maternas perigosas. A depressão e a ansiedade estão entre as principais causas de doença e incapacidade entre eles.

Segundo a Academia Americana de Pediatria, a adolescência é um momento crítico no desenvolvimento para preparar o caminho para a saúde a longo prazo. A necessidade de cuidados preventivos e aconselhamento para os adolescentes é fundamental, uma vez que eles são mais propensos a se envolver em comportamentos de risco à medida que avançam no sentido da autonomia. As principais recomendações para os pediatras que atendem essa faixa etária concentram-se em: capacitação para a prestação de cuidados primários de qualidade baseados em evidências científicas; conhecimento das necessidades específicas dos adolescentes; tornarem-se uma fonte confiável de ajuda; educação e treinamento em serviços de saúde mental; prática na triagem e no aconselhamento, centrados em comportamentos de risco; formação de como manter o ambiente clínico como um “espaço seguro” em termos de confidencialidade e sigilo.

Esse desenvolvimento peculiar é um direito e uma responsabilidade que devem ser garantidos para que todos os adolescentes passem por essa fase bem assistidos e entrem com tranquilidade na idade adulta.

O atendimento e o acompanhamento devem ser primorosos, realizados por pediatras capacitados, com comportamento ético e compassivo, para que os adolescentes recebam o que merecem: atenção clínica e de saúde mental embasada na prevenção e no apoio.

Desejo uma ótima e proveitosa leitura!

Referências

1. Adolescent and young adult health. 28 April 2023. Disponível em: https://www.who.int/news-room/fact-sheets/detail/adolescents-health-risks-and-solutions.
2. American Academy of Pediatrics Describes the Unique Needs of Adolescents with New Policy Statement. Disponível em: https://www.healthychildren.org/English/news/Pages/Unique-Needs-of-the-Adolescent.aspx.

Renata D. Waksman

Presidente da Sociedade de Pediatria de São Paulo

Apresentação da Diretoria de Publicações

A atenção Pediátrica, que inicialmente concentrava sua assistência à criança nos primeiros anos de vida, ao longo do tempo foi progressivamente desafiada a se modificar e a se adequar às necessidades de jovens, com características muito próprias e em evolução contínua, decorrentes das modificações que ocorriam em seu meio ambiente e social. O desenvolvimento de um atendimento especializado ao adolescente tornou-se, então, obrigatório em Pediatria.

A importância desse atendimento especializado ao adolescente está bem evidenciada neste livro, que se inicia pela abordagem das "Particularidades do atendimento ao adolescente".

A Seção 2, "Desafios atuais na atenção ao adolescente", comenta temas muito frequentes nas consultas pediátricas, como, por exemplo, a anticoncepção na adolescência e o acompanhamento do adolescente com obesidade e agravos na saúde mental, estando entre eles formas de como atuar em crises suicidas, estratégias de prevenção de uso de substâncias psicoativas e relações interpessoais conflituosas e agressivas no ambiente escolar. Além de muitos outros assuntos que tornam este livro uma fonte de consulta muito importante e necessária aos pediatras que atendem a adolescentes em suas atividades clínicas.

Profa. Dra. Cléa Rodrigues Leone
Diretora de Publicações da SPSP

Apresentação dos Coordenadores

Na adolescência tudo se renova: a roupagem da infância já não serve mais; ocorrem mudanças físicas, cognitivas e psicossociais a caminho da vida adulta; e é preciso adaptar-se a essa nova realidade, embora transitória.

Essas mudanças moldam como os adolescentes se sentem, pensam, tomam decisões e interagem com o mundo ao seu redor. Padrões de comportamento estabelecidos na adolescência podem proteger ou levar a riscos que poderão comprometer a saúde deles e muitas vezes repercutir na vida adulta.

Nós do Departamento de Adolescência da Sociedade de Pediatria de São Paulo acreditamos poder contribuir de forma efetiva para promover o desenvolvimento de adolescentes e jovens, auxiliando-os na saúde e na prevenção de riscos, para que possam atingir o potencial individual. Para alcançar esse objetivo, é necessário que ocorram parcerias entre os adolescentes, as famílias, os profissionais de saúde, os setores público e privado, a comunidade, a escola e outras instituições sociais.

Este volume tem esse objetivo, ao explorar os principais desafios atuais aos quais os adolescentes estão suscetíveis. Por meio de investigação científica, a obra fornece base de evidências para promoção eficaz da saúde, dos direitos e do bem-estar deles. Também objetiva dialogar com todos os profissionais que atuam com adolescentes e vivenciam esses desafios cotidianamente.

Convidamos os leitores a compartilhar conosco do nosso entusiasmo e comprometimento com o bem-estar de adolescentes.

Elizete Prescinotti Andrade
Elisiane Elias Mendes Machado
Alexandre Massashi Hirata
Coordenadores

Sumário

Seção 1
Particularidades do atendimento do adolescente

Capítulo 1

Princípios éticos e legais que regem o atendimento do adolescente

Maria Ignez Saito
Carolina Maria Soares Cresciulo

Questões éticas e legais sempre preocuparam os profissionais de Saúde (não só os médicos), que se dedicam à atenção integral à Saúde dos adolescentes, definidos pela Organização Mundial da Saúde (OMS) como indivíduos entre 10 e 20 anos incompletos. São frequentes os questionamentos e dúvidas, principalmente aqueles que envolvem o exercício da sexualidade nesse período da vida: posso prescrever anticoncepcionais na ausência dos pais? Devo manter sigilo sobre a atividade sexual de uma adolescente de 14 anos? E sobre uma gravidez? Uma adolescente de 12 anos, com menarca e atividade sexual, pode receber anticoncepcionais para evitar gravidez? Adolescentes de 12 anos têm sempre direito ao sigilo médico? Quando devo encaminhar adolescentes e familiares ao Conselho Tutelar? Adolescentes permanecem sozinhos durante o exame médico?

Estamos vivendo uma época difícil, de grandes retrocessos e perdas de conquistas históricas. Este capítulo tem como objetivo dirimir dúvidas e dar suporte real a esses profissionais para que possam exercer com tranquilidade e determinação o atendimento dessa faixa etária, ajudando, através do respeito, a construção da cidadania.

Contextualização introdutória

A adolescência é reconhecida como o período de transição entre a infância e a idade adulta, caracterizando-se por grandes transformações, vulnerabilidade e risco, impondo-se, para o exercício da atenção integral à saúde e a prevenção, que é realizada, por excelência, pela rede básica de saúde.

A preocupação com as questões éticas e os direitos de crianças e adolescentes é relativamente recente na história da humanidade.

Assim, até o século XVIII, a infância era curta e dura. A relação mãe e filho mal existia. As famílias não tinham a menor preocupação com o papel protetor ou mesmo ofereciam à criança a ideia de pertencer. Em *Centers of Childhood*, o historiador Philippe Ariès, fala que a "ideia de infância" era alguma coisa que simplesmente não existia, não merecendo, portanto, a criança qualquer direito, cuidado ou proteção.[1]

Em certa idade, entrava na vida adulta, o que significava ser posta para trabalhar. A morte de uma criança era um evento comum e os pais, inclusive as mães, raramente se davam o trabalho de ir ao enterro, quando havia. Madame de Sevigné, autocrata da época, comentando de passagem a tristeza de uma amiga pela morte da filha dizia: "Ela está muito aborrecida, pois diz que nunca terá outra bonita", o que retrata a futilidade da dor.[1]

Jean-Jacques Rousseau, filósofo francês, levantou a questão do envio de bebês às amas de leite como extraordinária negligência envolvendo crianças. Desde então, inúmeras modificações foram acontecendo envolvendo mães, pais, famílias, sendo cultuados o amor de mãe, o pai provedor, que funcionaram como um gatilho social para que os direitos dos filhos e, portanto, das crianças, aflorassem de forma permanente. Do nicho ecológico à comunidade, da família até a sociedade, a criança surge como ser relevante.[1]

Ao retomarmos a Idade Média, os infantes ou "sem voz" não eram vistos de modo radicalmente distinto dos adultos.[2] Somente após o século XX, com a criação de leis específicas voltadas para as crianças e adolescentes, eles passaram a receber um olhar diferenciado.[3] A primeira citação em âmbito internacional sobre proteção especial a crianças e adolescentes foi feita em 1924, na Declaração de Genebra sobre os Direitos das Crianças. Em 1946, foi criado o Fundo Nacional das Nações Unidas (Unicef) para apoiar crianças que sofriam com a guerra; depois, ele passou a ter como proposta a defesa dos direitos das crianças. Em 1948, foi aprovada a Declaração Universal dos Direitos Humanos, que, em um dos artigos, assegura que a maternidade e a infância têm direito a cuidados especiais. Em 1959, a Declaração dos Direitos da Criança, emitida pela Organização das Nações Unidas (ONU), reconhece que "a criança, em virtude de sua falta de maturidade física e mental, necessita de proteção e cuidados, inclusive com proteção legal". No Brasil, o primeiro código de menores foi publicado em 1926 e trazia regras quanto à exposição de crianças à violência, ao abandono e à vulnerabilidade.

Na década de 1980, surgiu um movimento no Brasil de grande importância nas conquistas de direitos da criança e dos adolescentes que trazia propostas de atendimento diferenciado e promovia empoderamento dos jovens moradores de rua para que percebessem que a situação que viviam estava relacionada a um sistema, antes de ser fruto do acaso ou meramente de suas escolhas individuais.[4] A Constituição Federal de 1988 foi imprescindível para os avanços em relação às garantias dos direitos das crianças e dos adolescentes. Esses são marcos importantes de um panorama sucinto sobre as questões de leis específicas a um público anteriormente sem esse amparo. Entretanto, somente com a criação da Lei nº 8069, de 13 de julho de 1990, que estabeleceu o Estatuto da Criança e do Adolescente (ECA), os princípios legais anteriormente elaborados encontraram detalhamento e capacidade de efetivação completos, dispondo sobre a noção de proteção integral.[5] Esse dispositivo passa por atualizações desde 1990, com destaque para a Lei nº 13.010, de 26 de junho de 2014, a chamada "Lei Menino Bernardo", com o propósito de coibir excessos cometidos por aqueles que deveriam proteger crianças e adolescentes no âmbito familiar: "A ação de natureza disciplinar ou punitiva com o uso da força física que resulte em sofrimento físico ou lesão à criança ou ao adolescente. O tratamento cruel ou degradante é definido como conduta ou forma cruel de tratamento que humilhe, ameace gravemente ou ridicularize a criança ou o adolescente."[6]

Para melhor ilustrar estas questões, começamos por transcrever a proposta de trabalho da Unidade de Adolescentes do Instituto da Criança do Hospital das Clínicas da Faculdade de Medicina da Universidade de São Paulo (HC-FMUSP), pioneira no atendimento dessa faixa etária (1974), proposta esta que se difundiu por todo o território nacional com reconhecimento das equipes de saúde do adolescente do Ministério da Saúde (MS).[7-9]

Proposta de trabalho do Instituto da Criança (1977)

- Oferecer atenção integral ao cliente adolescente considerado como um todo indivisível, biopsicossocial, não fragmentado em patologias ou órgãos.
- Considerar como enfoque principal a promoção de saúde e a prevenção de agravos em qualquer nível de atuação: primário, secundário e terciário.
- Ter conhecimento das singularidades dessa faixa etária, o que norteará todo tipo de abordagem, realizada dentro de rigorosos princípios éticos.
- A participação responsável dos adolescentes é primordial.

É importante reconhecer que esse atendimento se baseia principalmente em três pilares,[3] envolvendo aspectos afetivos, preventivos, éticos e legais destacando-se, neste capítulo, os dois últimos.[7,8]

Deve ser salientado que esses aspectos permanecem indelevelmente ligados, pois se os adolescentes não são ouvidos ou respeitados, não se sustentará a ética, sem a qual muito da prevenção não poderá ser realizada.

É importante lembrar que a acolhida de um adolescente se inicia por profissionais integrantes das portarias/recepções dos serviços da rede pública de Saúde. O adolescente que chega acompanhado ou desacompanhado deve sentir-se acolhido, sendo indesejáveis comentários, por exemplo, sobre ser gestante em idade tão precoce, usar tatuagens ou *piercings* e principalmente sobre o fato de estar desacompanhado, o que jamais invalida seu comparecimento às Unidades de Saúde.[7-9]

Deve-se ter presente que são considerados adolescentes pela OMS aqueles indivíduos entre 10 e 20 anos incompletos e, embora o ECA considere as idades de 12 a 18 anos, as observações acima realizadas são válidas para adolescentes de 10 a 12 anos. Para estes, mesmo que a consulta não possa ser realizada na íntegra em razão da ausência dos pais ou dos responsáveis, deverá haver uma sólida acolhida, uma escuta de seus problemas.

Aspectos éticos e legais para atendimento de adolescentes

Aspectos éticos

Os aspectos éticos do atendimento de adolescentes se baseiam no respeito à autonomia, à privacidade e à confidencialidade.

A **privacidade** é o direito que o adolescente possui, independentemente da idade, de ser atendido sozinho, em um espaço privado de consulta:

- Mantida também durante o exame físico.
- Não é sinônimo de "escondido", e sim de crescimento e responsabilidade.

Não será mantida quando o adolescente:

- É incapaz de informar (déficit intelectual, usuário de drogas, outros).
- Solicita a permanência dos pais.
- Em caso de história envolvendo qualquer tipo de violência, inclusive sexual, deverá ser mantido na sala de atendimento outro profissional da equipe.

A **confidencialidade** é definida como um acordo entre o profissional de Saúde e o cliente, no qual as informações discutidas durante e depois da consulta ou entrevista não podem ser repassadas a seus pais, segundo regras de bioética médica, envolvendo princípios morais e de autonomia, como explicitado no Código de Ética Médica. A confidencialidade deve ser respeitada por todos os demais profissionais da equipe de Saúde, inclusive os agentes comunitários. Os responsáveis, quando presentes, devem ser informados desse direito do adolescente ou da criança em atendimento.[7,10]

> **Código de Ética Médica** (Publicado no *DOU* de 26/01/1983)[11]
> **Capítulo IX – Segredo Médico**
> **Artigo 74** É vedado ao médico:
> Revelar segredo profissional referente a paciente menor de idade, inclusive a seus pais ou responsáveis legais, desde que o menor tenha capacidade de avaliar seu problema e de conduzir-se por seus próprios meios para solucioná-lo, salvo quando a não revelação possa acarretar danos ao paciente.
> **Artigo 78** Deixar de orientar seus auxiliares e de zelar para que respeitem o segredo profissional a que estão obrigados.

A observação dos princípios éticos de **Privacidade e Confidencialidade** permite a realização da prevenção, favorecendo as intervenções nas seguintes situações:

- Abordagem preventiva ligada ao exercício da sexualidade, ao uso de drogas, às infecções sexualmente transmissíveis (IST).
- Denúncia de maus-tratos, abuso sexual, negligência e todas as formas de violência a que são submetidos os adolescentes, denúncia esta que jamais poderia efetivar na presença do agressor ou de pessoas coniventes com a agressão.

- Aceitação das questões de identidade, como homossexualidade, com abolição do preconceito e apoio junto aos familiares (1973: homossexualidade não é mais considerada transtorno mental; 1986: removido da 3ª edição do Manual de Diagnóstico e Estatístico de Transtornos Mentais (DSM-III)).

A manutenção do sigilo da equipe de Saúde está subordinada diretamente aos Códigos de Ética dos profissionais da equipe de saúde, mas o adolescente deverá ser avisado que esse sigilo poderá ser quebrado em determinadas situações que poderão, inclusive, aparecer no decorrer do atendimento, como episódios de violência (agressor ou agredido), uso de drogas em situação de drogadição, ideação suicida, recusa de medicação, gravidez pelo risco de aborto (poderá ser concedido um prazo para que a adolescente revele a gravidez à família). Frente a possibilidade imediata de aborto, a família deverá ser imediatamente comunicada. O sigilo será mantido em relação a atividade sexual que não envolva abuso, experimentação de drogas ou IST, que devem ser imediatamente tratadas. Aconselha-se que o diagnóstico de vírus da imunodeficiência humana (HIV), por suas implicações, seja revelado a adolescentes acompanhados por um adulto de sua confiança.

Caso haja a necessidade de quebra de sigilo, o adolescente sempre deverá ser previamente comunicado, não sendo, porém, necessária sua anuência.[10,11]

Aspectos legais

A Justiça acompanha o desenvolvimento da criança e do adolescente através de leis que propiciem sua inclusão em toda a inserção de seus direitos, na defesa de seu crescimento e desenvolvimento.

O ECA foi imprescindível na garantia dos direitos das crianças e dos adolescentes, tendo sua fonte na declaração de Genebra de 1924, passando ainda pela Declaração Universal de Direitos Humanos das Nações Unidas (Paris, 1948) e pela Convenção Americana dos Direitos Humanos (Pacto de São José, 1969).[12]

Sempre que se fala em privacidade e confidencialidade, se fala em ética e não em lei. O ECA veio para diminuir a dicotomia que existia entre ética e lei. Para melhor demonstrar essa assertiva, seguem alguns artigos:

> **Artigo 3º**
> A criança e o adolescente gozam de todos os direitos fundamentais inerentes à pessoa humana, devendo lhes ser assegurado por lei ou outros meios todas as oportunidades e facilidades, a fim de lhes facultar o desenvolvimento físico, mental, moral, espiritual e social, em condições de liberdade e dignidade.
>
> **Artigo 4º**
> É dever da família, da comunidade, da sociedade em geral e do Poder Público assegurar, com absoluta prioridade, a efetivação dos direitos referentes à vida, à saúde, à alimentação, à educação, ao esporte, ao lazer, à profissionalização, à cultura, à dignidade, ao respeito, à liberdade e à convivência familiar e comunitária.
>
> **Artigo 5º**
> Nenhuma criança ou adolescente será objeto de qualquer forma de negligência, descriminalização, exploração, violência, crueldade e opressão, punindo na forma da lei qualquer atentado, por ação ou omissão, aos seus direitos.
>
> **Artigo 17**
> O direito ao respeito consiste na inviolabilidade da integridade física, psíquica e moral da criança e do adolescente, abrangendo a preservação da imagem, da identidade, da autonomia, dos valores, ideias e crenças, dos espaços e objetos pessoais.

O ECA estabelece claramente a prioridade dos cuidados de saúde para adolescentes, o direito à autonomia e proteção absoluta da vida e da saúde, a fim de permitir seu desenvolvimento saudável e harmonioso. Em nenhum momento, o ECA tem condicionado o acesso de adolescentes a serviços ou direitos ao consentimento dos pais ou dos responsáveis; ao contrário, garante que toda criança ou adolescente deverá ser ouvido e ter seus pontos de vista levados em conta quando decidir sobre fatos relacionados à sua vida interior.

Aspecto muito importante do atendimento de adolescentes está relacionado às questões do exercício da sexualidade

Primeiramente, é relevante lembrar que sexualidade não é sinônimo de ato sexual, fazendo parte do desenvolvimento da personalidade. Ainda, deve-se ter em mente que diferente da droga, ou da violência, o exercício da sexualidade é direito, e não contravenção. Deve-se atentar também que esse mesmo exercício, se inconsequente, pode acarretar danos ao projeto de vida, à própria vida (p. ex., o aborto ilegal que pode ocasionar a morte da gestante), tendo consequências não só na adolescência, como na adultícia e até mesmo na geração seguinte, como no caso da gravidez indesejada, das IST, principalmente HIV e papilomavírus humano (HPV).[10]

O exercício da sexualidade na adolescência requer continuamente o uso das propostas de prevenção, que ultrapassam o uso dos anticoncepcionais, devendo fazer parte de políticas públicas amplas e atualizadas. Tanto a privacidade como a confidencialidade encontram eco em documentos conhecidos que podem ajudar a decisão dos profissionais de saúde. Entre eles destaca-se a Conferência da ONU conhecida como Cairo +5, que segue abaixo:[10,13]

> "Em 1999 a ONU realizou um processo de revisão do programa (CAIRO +5) avançando nos direitos dos jovens. Na revisão do documento deixou de ser incluído o direito dos pais em todas as referências aos adolescentes, garantindo os direitos dos adolescentes à privacidade, sigilo, ao consentimento informado, à educação sexual, inclusive no currículo escolar, à informação e assistência à saúde reprodutiva".[13]

Cabe salientar que quando um país é signatário de determinada conferência, esta passa a ser respeitada dentro dos aspectos legais desse país, como no caso do Brasil frente à referida Conferência.

Dentro dos aspectos legais não pode deixar de ser citada a Lei nº 9.263/1996 – Planejamento Familiar – que regula um conjunto de ações para a saúde sexual e reprodutiva.[14]

Não trata essa lei expressamente de adolescentes, o que não constitui uma barreira para seu acesso aos serviços de saúde. As instâncias gestoras do SUS obrigam-se a garantir, em toda a rede de serviços, programa de atenção integral à saúde em todos os ciclos vitais que incluem, entre outras:

- Assistência à contracepção.
- Atendimento pré-natal, assistência ao parto, ao puerpério e ao neonato.
- Controle das IST.
- Controle e prevenção do câncer cervicouterino, de mama e de pênis.

Ainda dentro das assertivas legais, salientam-se:

- Declaração dos Direitos Sexuais (maio de 2001).
- Marco Legal – Ministério da Saúde (MS) – Saúde um direito de adolescentes; Série A. Normas e Manuais Técnicos. Brasília-DF – 2005.[9]

Como ainda existissem temores, preconceitos e tabus em relação à proposta de anticoncepção na adolescência, por parte dos profissionais de Saúde de maneira geral, em 2002, foi realizado, pela Unidade de Adolescentes do Instituto da Criança, o "Fórum Adolescência, Contracepção e Ética", que contou com a presença de profissionais de Saúde de vários setores das redes pública e privada, envolvendo as Universidades, o MS, a área da Justiça, comissões de Bioética, entre outros, e que teve como conclusão principal:[15]

> "O adolescente tem direito à educação sexual, ao acesso de informação sobre contracepção, à confidencialidade e sigilo sobre sua atividade sexual e sobre a prescrição de métodos anticoncepcionais, respeitadas as ressalvas do **Artigo 74**, Código de Ética Médica. O profissional que assim se conduz não fere nenhum preceito ético, não devendo temer nenhuma penalidade legal".[15](sic)

As conclusões desse Fórum serviram de subsídio para elaboração do Marco Legal do MS constando também das diretrizes do Manual da Federação Brasileira das Sociedades de Ginecologia e Obstetrícia (Febrasgo) e da Sociedade Brasileira de Pediatria (SBP).[9]

Aspecto de suma importância discutido no Fórum é aqui enunciado:[6,9]

> "Em relação ao temor da prescrição de anticoncepcionais para menores de 14 anos (violência presumida de estupro), a presunção de estupro deixa de existir frente à informação que o profissional possui de sua não ocorrência, devendo ser consideradas todas as medidas cabíveis para melhor proteção da saúde do adolescente (ECA), o que retira qualquer possibilidade de penalidade legal".[15]

Como a contracepção de emergência continuou a apresentar grandes dificuldades na sua prescrição por ainda ser confundida com proposta abortiva, em 2005 foi realizado novo fórum pela mesma unidade do Instituto da Criança. A principal aquisição desse fórum foi a Resolução do Conselho Federal de Medicina (nº 12 de 17/01/2007), que devolveu ao médico ou, melhor dizendo, à área de Saúde o direito de prescrever e ter em seus serviços de atenção primária o contraceptivo de emergência, o que contribuiu certamente para a diminuição da gravidez na adolescência.[16,17]

> **Edição nº 12 de 17/01/2007**
> **Conselho Federal de Medicina**
> **Entidades de fiscalização do Exercício das Profissões Liberais**
> **Conselho Federal de Medicina**
> **Resolução nº 1.811, de 14 de Dezembro de 2006**
> **Artigo 1º** Aceitar a Anticoncepção de Emergência como método alternativo para a prevenção da gravidez, por não provocar danos nem interrupção da mesma.
> **Artigo 2º** Cabe ao médico a responsabilidade pela prescrição da Anticoncepção de Emergência como medida de prevenção, visando interferir no impacto negativo da gravidez não planejada e suas consequências na Saúde Pública, particularmente na saúde reprodutiva.
> **Artigo 3º** Para a prática da Anticoncepção de Emergência, poderão ser utilizados os métodos atualmente em uso ou que porventura sejam desenvolvidos, aceitos pela comunidade científica e que obedeçam à legislação brasileira, ou seja, que não sejam abortivos.
> **Artigo 4º** A Anticoncepção de Emergência pode ser utilizada em todas as etapas da vida reprodutiva.
> **Artigo 5º** Revogam-se todas as disposições em contrário.
> **Artigo 6º** Esta resolução entra em vigor a partir da data de sua publicação.
> Brasília-DF, 14 de dezembro de 2006.

Atualmente, a contracepção de longa duração ganha novas perspectivas de uso e discussão. Assim, os dispositivos intrauterinos, que anteriormente possuíam contraindicações relacionadas à nuliparidade, múltiplos parceiros e infecções do trato genital inferior, hoje se apresentam como métodos de utilização cada vez mais frequente em adolescentes, representados pelo dispositivo intrauterino de cobre (DIU de Cobre) e pelo sistema intrauterino de levonorgestrel, conhecido como endocepção, contraceptivos esses muito eficazes, mas que não protegem contra IST.[18] O uso do DIU está liberado, inclusive, no pós-parto nas maternidades.

Devem ser também lembrados os implantes subdérmicos. Evidentemente, o uso deste tipo de anticoncepção requer procedimento invasivo, impondo-se a seguinte reflexão legal: o Termo de Consentimento Livre e Esclarecido – TCLE para colocação do implante só pode ser assinado por adolescentes acima de 18 anos. Entre 16 e 18 também, em virtude da natureza intimista do problema, embora sujeito à revisão; abaixo de 16 anos é necessária a assinatura dos pais e, portanto, da quebra do sigilo médico, devendo a adolescente ser avisada. Deve ser lembrado, que podem ser usados sem restrição em pacientes usuárias de droga, profissionais do sexo, naquelas que já tiveram uma gestação, portadoras de distúrbio mental, HIV, doenças que incapacitem amamentação. Existem restrições para uso em primeira escolha não só pela discussão sobre procedimento já referida, como também pelo fato de se retirar, a priori, qualquer responsabilidade da adolescente por sua anticoncepção. Outro inconveniente é o preço elevado, para que possam fazer parte dos métodos contraceptivos encontrados nas Unidades Básicas de Saúde, além da falta de proteção contra IST.[18,19]

A Lei nº 12.015/2009 (artigos 213 e 217-A no Título VI da parte especial do Código Penal), trouxe profundas modificações, observando-se maior preocupação com a dignidade da pessoa humana e com o combate às diversas espécies de violência sexual. Com o advento dessa lei a expressão presunção de violência deu lugar ao termo vulnerável, em tese, pessoas que não têm condições de consentir de forma válida a prática sexual, seja ela a conjunção carnal ou qualquer outro ato libidinoso. São considerados vulneráveis menores de 14 anos, os enfermos ou deficientes mentais, e aqueles que, por outra causa, não puderem oferecer resistência.[20]

Não obstante a lei ter elencado os sujeitos passivos do crime, é de suma importância conceituar adequadamente o termo vulnerabilidade.[11]

Vale a pena considerar que as discussões continuam, não só na área da Saúde, como também no campo da própria Jurisprudência, envolvendo opiniões contraditórias, pois deve ser considerado que:[20,21]

- Não existe qualquer parâmetro justificativo para a escolha de tal idade (14 anos).
- A lei equipara adolescentes de 12 a 14 anos com indivíduos portadores de doença mental ou de enfermidades neurológicas graves.
- A lei atual, tal como se apresenta, mostra-se em total dissonância com o que prevê o ECA, estabelecendo falta de discernimento entre 12 e 14 anos para julgar o início da atividade sexual, enquanto pelo Estatuto já se pode punir um adolescente de 12 anos por ato infracional pelo fato de ser portador de total discernimento para tal.
- Não devemos nos esquecer da relevância de uma acusação indevida de estupro, lembrando que é crime hediondo que não prescreve e acompanha o indivíduo por toda a vida. Frente a relações absolutamente consentidas, correríamos o risco, sem análise mais profunda, de tornar criminoso um inocente que apenas praticou um ato libidinoso consentido com a namorada.
- O receio de denúncia ao Conselho Tutelar pode afastar os adolescentes dos serviços de Saúde, contribuindo para o aumento da gravidez e das infecções sexualmente transmissíveis (IST) e queda de denúncia de abuso sexual real e outros tipos de violência.
- Deve-se considerar ainda a possibilidade de incremento do aborto legal, facultado por lei para os casos de estupro (Lei nº 128 do Código Penal).
- A judicialização da relação médico-paciente, comprometendo tal vínculo, poderá levar ao aumento da insegurança dos profissionais de Saúde no atendimento dessa faixa etária principalmente da Rede Básica de Saúde.
- Lembrar que eventuais receios por parte dos profissionais não são infundados se houver descumprimento da lei. Assim, é importante lembrar o Artigo 245 referente a penalidade aplicada ao médico, que não denunciar ao órgão competente os casos de abuso ou maus tratos com multa de três a vinte salários de referência, aplicando-se o dobro em casos de reincidência.

A expectativa de discussão da Lei nº 12.015, em novembro de 2010, no evento denominado "II Oficina para Consenso de Saúde Sexual e Reprodutiva de Adolescentes Abaixo de 14 Anos: Dignidade Sexual, entre as áreas de Saúde e Justiça" foi cancelada e nunca remarcada.[22]

A seguir, veio a Súmula 593 do Supremo Tribunal de Justiça (STJ) (Juiz Márcio André Lopes Cavalcante) em 25/10/2017, imobilizando mudanças na lei.[23]

A eventual esperança na atuação do Conselho Federal de Medicina (CFM) cai por terra com o Parecer 55/2015 que denomina adolescentes de 14 anos como crianças, negando sua capacidade de compreender seus problemas, quebrando ainda seu direito à confidencialidade garantido pelo Código de Ética Médica.[24]

Em 29 de agosto de 2018, realizou-se o Fórum de Direitos Sexuais e Reprodutivos de Adolescentes Abaixo de 14 anos promovido pela Sociedade de Pediatria de São Paulo (SPSP) e Sociedade de Obstetrícia e Ginecologia de São Paulo (Sogesp). O objetivo do evento era propor a revisão do artigo 217-A do Código Penal, Súmula 593/17 do STJ e Parecer 55/2015 do CFM, fato que jamais ocorreu.[25]

É importante deixar claro que não existe qualquer intenção de infringir leis ou questionar a Justiça. O que se deseja é ampliar o diálogo entre as áreas da Justiça e da Saúde para mitigar as dificuldades de atendimento para adolescentes abaixo de 14 anos.

É de suma relevância enfatizar que indivíduos de 10 a 12 anos não são considerados adolescentes e sim crianças pelo ECA, e vistos como extremamente vulneráveis a situações, inclusive, de sedução. A anticoncepção, que deverá ser realizada para evitar a gravidez, não deveria implicar nenhuma punição ao profissional que a prescreve, mas o sigilo pode ser quebrado e a família, comunicada, em conformidade com o Código de Ética Médica. É relevante salientar que, nesse caso, faz-se obrigatória a denúncia ao Conselho Tutelar ou às Varas da Infância e Adolescência.

A Nota Técnica 2/2022 – Coordenação de Saúde de Adolescentes e Jovens (Cosaj)/Coordenação-Geral de Ciclos da Vida (CGCIVI)/Departamento de Ações Programáticas Estratégicas (Dapes)/MS – resume, até neste momento, o atendimento a ser dispensado aos adolescentes, tendo em vista princípios éticos e legais:[26]

Adolescente desacompanhado
- Atender suas necessidades urgentes.
- Registrar em prontuário.
- Avaliar se o adolescente tem aptidão para discernir sobre o motivo real da consulta.
- Sigilo médico e da equipe.

Adolescente acompanhado
- Apresentar a possibilidade de ser atendido desacompanhado, como estímulo positivo à autonomia e à cidadania.
- Manter sigilo.

Quebra de sigilo

Em relação à família:
- Relato de *bullying*.
- Doenças graves, depressão e outros transtornos mentais.
- Uso de álcool e drogas.
- Autoagressão, ideação suicida ou de fuga de casa.

Em relação à família, Conselho Tutelar e outros dispositivos de proteção:
- Indícios de desamparo, negligência, violência física, psicológica, sexual, inclusive atividade sexual abaixo de 14 anos, mesmo que referida como consentida.
- Diagnóstico de IST ou parto cuja idade gestacional indique que a gravidez ocorreu antes de 14 anos.

Para finalizar, devemos considerar que a cidadania é construída a partir do resgate e/ou fortalecimento do indivíduo através do processo social, que envolve respeito e compromisso em relação ao ser humano, sendo que, muitas vezes, adolescentes têm como uma das principais referências éticas e legais aquelas por eles vivenciadas na área da Saúde.

Assim, como profissionais dessa área, trazemos a público nossa preocupação com o retrocesso relacionado a discussão sobre as questões éticas e legais que envolvem o exercício da sexualidade na adolescência, discussão esta que, a cada momento, aponta perdas de conquistas históricas.

Não podemos esquecer que os adolescentes de hoje construirão e serão responsáveis pelo futuro da Nação amanhã. Urge então, que os adultos de agora troquem o retrocesso vigente por propostas de compromisso e esperança construídas hoje em favor do adulto cidadão do futuro. Que a família seja berço de construção de civilidade, amor à Pátria alicerçada em princípios de autocuidado e respeito à coletividade. Que a escola possa dar continuidade aos ensinamentos vividos em família, da maneira que elas se apresentem, mas sempre dentro de um direcionamento ligado ao compromisso de formação da cidadania numa cultura de paz de todos os povos.

Referências bibliográficas

1. Forna A. Uma breve História da Maternidade. In: Forna A. Mãe de todos os mitos: como a sociedade modela e reprime as mães. Tradução de Ângela Lobo de Andrade, Rio de Janeiro: Edouro, 1999: p. 3.
2. Bezerra ACP. Um olhar sobre as "infâncias" nas narrativas de Graciliano Ramos. Revista Desenredos. ano IV, nº 14, 2012 – Teresina, Piauí: julho-setembro.
3. Lira DMB et al. Adolescência – Quando surgiu e para onde vai? Um Recorte Histórico e Psicossocial. Revista Latino – americana de Psicologia Corporal. Ano 4, nº 6, abril 2017 – Edição eletrônica em https://psicorporal.emnuvens.com.br/rlapc/article/view/54. Acesso em: 15 set. 2023.
4. Souza TJ. O movimento nacional de meninos e meninas de rua e a conquista dos direitos: o marco do movimento social em prol da garantia de direitos da criança e do adolescente no Brasil. Atas do III Simpósio Mineiro de assistentes sociais. Belo Horizonte. 2013.

5. Vitalle MSS et al. Medicina do Adolescente: fundamentos e práticas. Rio de Janeiro: Atheneu; 2019.
6. Lei nº 13.010, de 26 de junho de 2014. Disponível em: www.planalto.gov.br/. Acesso em: 7 set. 2023.
7. Saito MI. Atenção Integral à Saúde do Adolescente. In: Saito MI, Silva LEV, Leal MM. Adolescência: prevenção e risco. 3. ed. Rio de Janeiro: Atheneu; 2014. p. 209-15.
8. Saito MI, Colli AS, Leal MM. Unidade de Adolescentes – Instituto da Criança do Hospital das Clínicas da Faculdade de Medicina da Universidade de São Paulo. In: Saito MI, Silva LEV, Leal MM. Adolescência: prevenção e risco. 3. ed. Rio de Janeiro: Atheneu; 2014. p. 13-28.
9. Marco Legal – Saúde, um Direito dos Adolescentes – Ministério da Saúde, 2005.
10. Saito MI. A consulta do Adolescente – Direitos Sexuais e Reprodutivos. In: Adolescência e Sexualidade, Visão Atual. Séries Atualizações Pediátricas SPSP. Ed. Saito MI, Vitalle MSS, Landi CA, Hercowitz A. Rio de Janeiro: Atheneu; 2016. p. 39-45.
11. Código de Ética Médica (Resolução CFM nº 1.931 de 17 de setembro de 2009).
12. Estatuto da Criança e do Adolescente (ECA). Lei nº 8.069, de 13 de julho de 1990.
13. Conferência Internacional sobre População e Desenvolvimento no Cairo de 5 a 13 de Setembro de 1994 que resultou, cinco anos depois, no documento diretor do Fundo de População das Nações Unidas, conhecido como Cairo +5.
14. Lei nº 9.263 do Planejamento Familiar de 1/1996, Artigo 226 da Constituição Federal.
15. Saito MI, Leal MM. O exercício da sexualidade na adolescência: a contracepção em questão. Pediatria (São Paulo). 2003;25:36-42.
16. Saito MI, Leal MM. Adolescência e Contracepção de Emergência: Fórum 2005. Rev Paul Pediatria. 2007;25(2):180-6.
17. Resolução nº 1.811, do Conselho Federal de Medicina. Diário Oficial da União, 14 de dezembro de 2006.
18. Sociedade Brasileira de Pediatria & Federação Brasileira das Sociedades de Ginecologia e Obstetrícia. Adolescência, Anticoncepção e Ética – Diretrizes. J. Pediat. 2004;80(1).
19. Saito MI. Aspectos Éticos e Jurídicos no Atendimento da Criança e do Adolescentes. In: Silva CHM, Salomão CLB, Reis JTL. Ginecologia e Obstetrícia na Infância e Adolescência. Manual Sogimig. 2018. p. 107-113.
20. Lei nº 12.015 de 8/2009 do Código Penal incluindo o Artigo 217-A do Código Penal, que versa sobre Estupro de Vulnerável.
21. Nucci G et al. O crime de estupro sob o prisma da Lei nº 12.015/09. Disponível em: http://www.guilhermenucci.com.br/artigo/o-crime-de-estupro-sob-o-prisma-da-lei-12-01509. Acesso em: 31 mar. 2014.
22. "II Oficina para Consenso de Saúde Sexual e Reprodutiva de Adolescentes abaixo de 14 anos – Dignidade Sexual" em 24 e 25 de novembro de 2016. Não ocorreu.
23. Súmula 593 do Supremo Tribunal de Justiça (STJ).
24. Processo-Consulta CFM 03/15/Parecer CFM 55/15 "Menoridade e vida sexual relacionadas à autonomia da menor e sigilo médico".
25. Fórum de Direitos Sexuais e Reprodutivos dos Adolescentes – Atividade Sexual Abaixo de 14 anos – SPSP e Sogesp 29/08/2018.
26. Nota Técnica 2/2022 – COSAJ/CGCIVI/DAPES/SAPS/MS. A Coordenação de Saúde dos Adolescentes e Jovens (COSAJ) atualiza recomendações para atendimento de adolescentes no âmbito da Atenção Primária, contidas em Nota Técnica de 4/2017.

Capítulo 2

A consulta do adolescente – uma abordagem biopsicossocial

Claudete Ribeiro de Lima
Márcia Lúcia Ferreira Denadai
Maria Dulcinea Fernandez de Oliveira

Adolescente de 14 anos vem à consulta acompanhada de seu pai, depois de alguns anos sem meu atendimento. Minha paciente cresceu! Como devo me dirigir a ela? E agora como faço para restabelecer um vínculo com ela? Eu a atendo junto com o pai ou sozinha? E durante o exame físico? Estou com muitas dúvidas...

Introdução

A consulta do adolescente pode ter diferentes características e ocorrer por diferentes demandas nos três níveis de atenção à saúde: primária; secundária; e terciária. Em qualquer desses níveis de atenção, o adolescente deverá ter, no seu atendimento, a garantia do respeito a seus direitos legais estabelecidos pelo Estatuto da Criança e do Adolescente (ECA),[1] o respeito a diretrizes éticas estabelecidas (ver Capítulo 1 – Princípios éticos e legais que regem o atendimento do adolescente) e receber uma atenção integral à saúde, prevenindo os agravos e visando sua promoção em qualquer circunstância.

Neste capítulo, abordaremos mais a consulta e o seguimento ambulatorial aplicando o conhecimento das peculiaridades do período da adolescência que é de 10 a 20 anos incompletos conforme a Organização Mundial da Saúde (OMS).[2]

A importância do conhecimento das características e peculiaridades desse período é imensa, pois é nele que a criança se transforma em um adulto integrado ao mundo real. Na adolescência, ocorre a puberdade que dura em torno de 2 a 4 anos e caracteriza-se por importantes mudanças biológicas, inicialmente perceptível pela expressão da maturação do eixo hipotálamo-hipófise-suprarrenais-gônadas, resultando no crescimento e no desenvolvimento de órgãos e sistemas como um todo, entre eles o sistema reprodutor e os caracteres sexuais secundários.[3]

Também ocorre a progressão da maturação cerebral, iniciando-se pelas regiões subcorticais e, por fim, estabelecendo-se nas regiões do córtex pré-frontal, promovendo a reorganização psíquica, que permitirá a percepção das peculiaridades afetivo sexuais e o desenvolvimento de padrões de comportamentos psicossociais, culturais e espirituais que refletem a mudança na sua percepção do mundo e na de si próprio.[4,5]

A consulta do adolescente é uma relação entre médico e paciente que demanda do profissional que o atende a disponibilidade para lidar com as questões biopsicossociais desse período da vida, evitando julgamento de valores e estabelecendo uma relação de confiança mútua estendida a toda equipe do serviço.

A consulta propriamente dita

- **Enfoque biopsicossocial:** contempla o corpo, a mente e o ambiente.
- **Acolhimento:** ético e adaptado para favorecer a adesão do adolescente ao serviço numa conversa agradável em que o médico se apresenta. Depois de considerar o grau de compreensão e maturidade do adolescente, o médico decide se este pode ser atendido sozinho ou acompanhado. Deve ser explicado ao adolescente seu direito à privacidade e à confidencialidade e que o sigilo da consulta só poderá ser quebrado em situações de risco como gravidez, presença de violência, ideação suicida, doenças graves etc.

Quando o adolescente vem acompanhado, em um segundo momento da consulta, será atendido sozinho, para que tenha privacidade e exerça sua autonomia. Na consulta de retorno, o paciente entra sozinho e, se necessário, no fim, o acompanhante entra na sala para receber as informações e orientações pertinentes.

Primeira consulta com o adolescente

- **Identificação:** nome de registro, nome social e como prefere ser chamado, data de nascimento, gênero com o qual se identifica.
- **Anamnese:** a anamnese convencional não pode ser dispensada, mas pode ser complementada com uso de *guidelines* (recomendações) ou questionários direcionados (ver Capítulo 3 - Avaliação de risco - instrumentos de triagem que auxiliam no diagnóstico) que buscam auxiliar o médico na sua prática, favorecendo a qualidade do atendimento prestado em menor tempo, a participação do paciente e a avaliação da área psicossocial.[5,6]

Adolescente com acompanhante

A participação da família é altamente desejável no atendimento do adolescente, não só para melhor esclarecimento de dados sobre a família e a infância do paciente, como também para incentivar o envolvimento da família no acompanhamento tanto da sua saúde como dos problemas do adolescente.[7,8] Porém, a ausência dos pais ou dos responsáveis não deve impedir o atendimento do jovem.[9]

- **Queixa e duração (QD):** nem sempre a queixa do adolescente é a mesma do responsável.
- **História pregressa da moléstia atual (HPMA):** nem sempre existe uma moléstia atual.
- **Condições de parto e gestação:** período gestacional, tipo de parto, idade gestacional da adolescente grávida; peso e comprimento do bebê ao nascer, seu Apgar e intercorrências no período pré e neonatal.
- **Desenvolvimento neuropsicomotor (DNPM):** quando ocorreram os principais marcos do desenvolvimento.
- **Visão e audição:** qualidade/necessidade de cuidados específicos.
- **Imunizações:** situação atual do esquema de vacinação na caderneta.
- **Medicações:** de rotina (vitaminas, ferro etc.) ou específicas (nome do medicamento, dose, horário e via da administração).
- **Antecedentes mórbidos pessoais:** doenças próprias da infância, cirurgias, convulsões ou desmaios, internações, alergias etc.
- **Antecedentes familiares:** mórbidos e vivências (procedência, constituição familiar, situações de violência etc.)
- **Condições socioeconômicas:** moradia, saneamento básico, renda familiar.

Anamnese com o adolescente sozinho

- **QD + HPMA:** diz respeito à queixa principal do adolescente.
- **Interrogatório sintomatológico dos diferentes aparelhos (ISDA):** sensoriais, dermatológicos, cardiovascular, respiratório, gastrointestinal, locomotor, nervoso, geniturinário,

incluindo semenarca (primeira ejaculação) e menarca (primeira menstruação), características dos ciclos menstruais e data da última menstruação (DUM).

- **Alimentação:** dia alimentar: café da manhã, colação, almoço, café da tarde, jantar e ceia.
- **Escolaridade:** escola e série que se encontra, aproveitamento, comportamento, repetências, dificuldades, *bullying*, qualidade do relacionamento interpessoal.
- **Trabalho:** tipo, horário, remuneração.
- **Lazer:** o que costuma fazer nas horas de folga.
- **Tecnologia:** horário e tempo de uso diário, comportamento (fica agitado, agressivo, solitário, em grupo), tipo de tela (computador, celular, outros), atividades na internet (jogos, postagens etc.), aplicativos mais acessados (TikTok, WhatsApp etc.), se é com ou sem supervisão dos pais.
- **Hábitos:** prática religiosa e espiritualidade, prática esportiva e frequência, tabagismo, alcoolismo, drogas ilícitas (conhecimento, experimentação, uso no grupo ou na família).
- **Sexualidade:** abordar de acordo com a idade, estágio de desenvolvimento puberal, e receptividade do adolescente. Identificar fontes de informação, conhecimento, interesse, dúvidas. Interrogar sobre prática masturbatória, sexarca, identidade de gênero, atividade e orientação sexual, afetividade, prazer e medidas de prevenção e situações de abuso sexual (atual ou pregressa).
- **Abordagem psicológica:** estado emocional (solidão, autolesão, depressão, ideação ou tentativa suicida, relacionamentos intra e extradomiciliares), algum tipo de violência, opinião sobre si mesmo, temperamento, imagem corporal, aspirações futuras/projeto de vida.

Exame físico

O médico deve fazer o exame físico com discrição, explicando ao adolescente como será feito e a importância de cada etapa:

- **Dados antropométricos:** importantes pelo estirão puberal (a aceleração e desaceleração do crescimento): peso, estatura, cálculo do índice de massa corpórea (IMC), permitindo o registro nas curvas de crescimento da OMS, em escore z ou em percentil.
- **Velocidade do crescimento (VC):** aumento estatural no intervalo de 1 ano. A VC está relacionada com o grau de maturação do adolescente (estadiamento de Tanner).
- **Dados gerais:** temperatura, PA.
- **Peculiaridades que devem ser observadas com atenção:**
  - **Pele e anexos:** *piercings*, tatuagens, lesões recentes ou cicatriciais, acne, dermatites.
  - **Tórax:** mamas no sexo masculino, pesquisar ginecomastia; no sexo feminino, durante a palpação, orientar o autoexame de rotina.
  - **Sistema osteoarticular:** vícios posturais, lesões ortopédicas de estresse decorrentes de esportes, coluna vertebral – importantes a inspeção estática e dinâmica e a identificação de assimetrias e de deformidades.
  - **Genitália:** sexo masculino – fimose, criptorquidia, varicocele, frênulo balanoprepucial curto, hérnia inguinal ou inguinoescrotal; sexo feminino – presença de secreção atípica, hipertrofia de pequenos lábios. Condições de higiene e orientar higiene íntima e pessoal.

    A avaliação genital, incluindo a pilificação e mais a avaliação das mamas nas meninas e dos genitais nos meninos, permite identificar, pela classificação de Tanner, em que fase puberal o adolescente se encontra (Figuras 2.1 e 2.2 e Quadros 2.1 e 2.2).

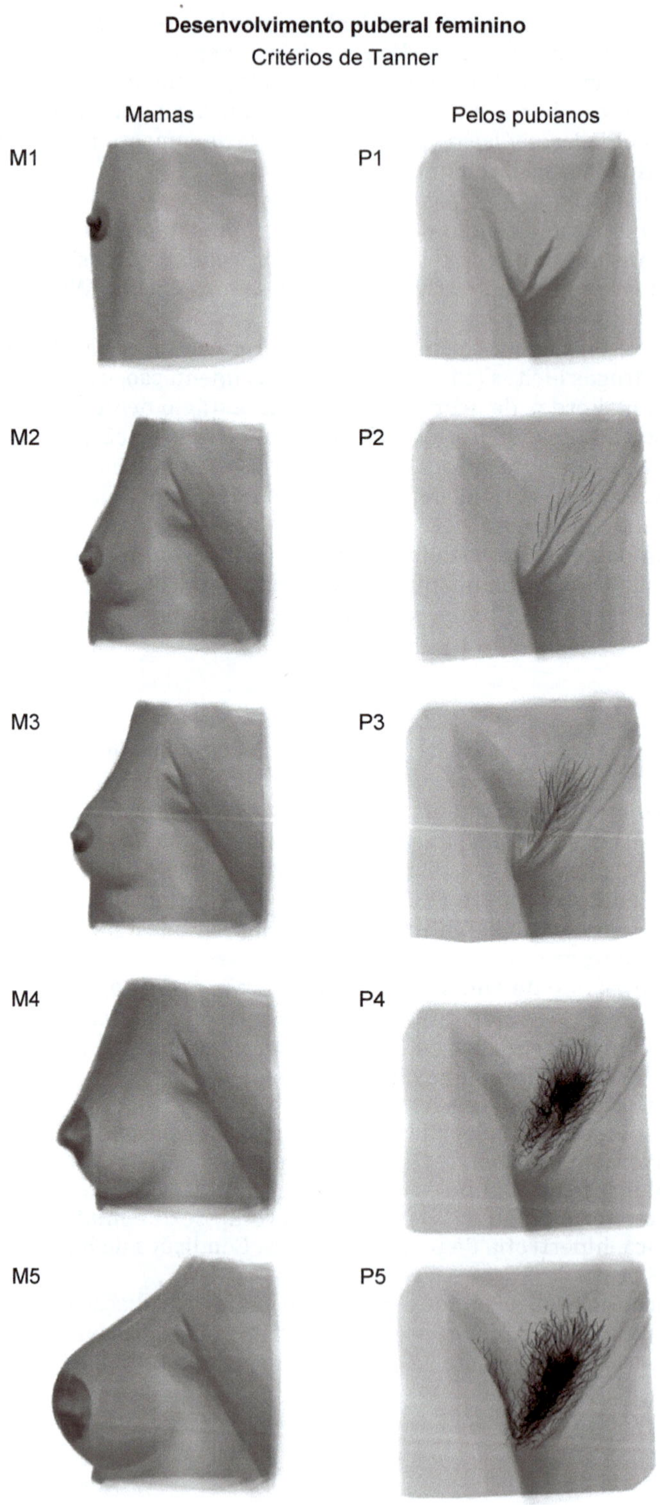

Figura 2.1 – Estadiamento puberal feminino.
Fonte: Adaptada de Marshall e Tanner, 1969.

Desenvolvimento puberal masculino

Critérios de Tanner

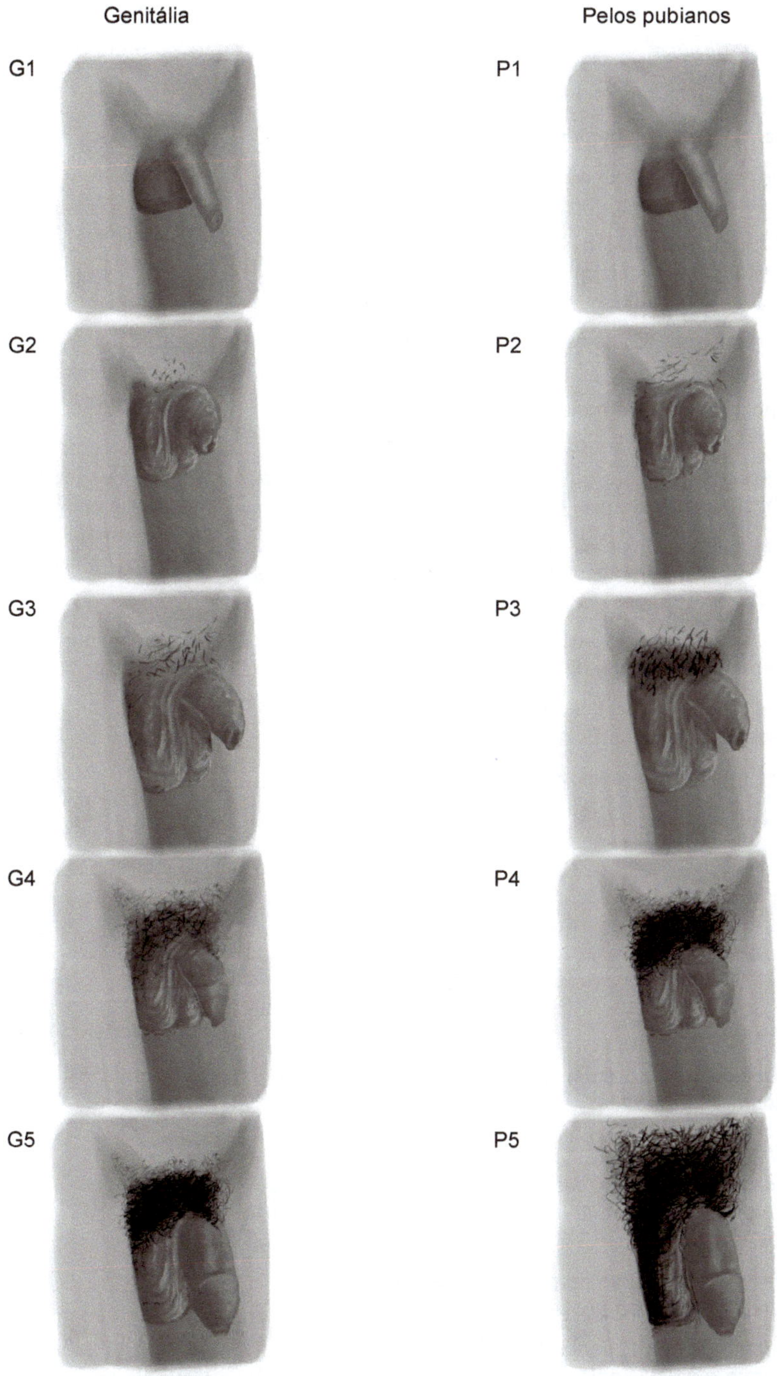

Figura 2.2 – Estadiamento puberal masculino.

Fonte: Adaptada de Marshall e Tanner, 1970.

Quadro 2.1 – Comparativa com os critérios de Tanner, suas características e velocidade de crescimento no sexo feminino.[10]

Sexo feminino		
Tanner	*Características*	*Velocidade de crescimento*
M1	Mamas infantis com elevação somente da papila	4 a 6 cm/ano
P1	Ausência de pelos pubianos	
M2	Broto mamário, pequena elevação da mama e papila; aumento do diâmetro areolar	8 cm/ano Início da aceleração do crescimento
P2	Crescimento esparso de pelos longos, finos ou discretamente encaracolados, principalmente ao longo dos grandes lábios	
M3	Maior aumento da mama e aréola, sem separação dos seus contornos	8 a 10 cm/ano Pico da velocidade de crescimento
P3	Os pelos tornam-se mais escuros, mais espessos e mais encaracolados, distribuindo-se na região púbica	
M4	Projeção da aréola e da papila formando uma segunda saliência acima do nível da mama	Fase de desaceleração do crescimento Ocorre a menarca e, após esta, cresce num total de 6 a 8 cm
P4	Os pelos são do tipo adulto, mas a área de distribuição é menor; não há extensão para a superfície interna das coxas	
M5	Mamas com aspecto adulto, com retração da aréola, com projeção apenas da papila	Não apresenta mais crescimento
P5	Pelos de tipo e quantidade iguais aos do adulto, extensão até a superfície interna das coxas	
P6	Pelos adultos em região púbica	

Fonte: Desenvolvido pela autoria do capítulo.

Quadro 2.2 – Comparativa com os critérios de Tanner, suas características e velocidade de crescimento no sexo masculino.[11]

Sexo masculino		
Tanner	*Características*	*Velocidade de crescimento*
G1	Testículos, escroto e pênis de tamanho e proporções infantis	4 a 6 cm/ano
P1	Ausência de pelos pubianos	
G2	Aumento de escroto e testículos; a pele escrotal torna-se avermelhada e muda de textura; não há aumento do pênis	4 a 6 cm/ano
P2	Crescimento esparso de pelos longos, finos ou discretamente encaracolados na base do pênis	
G3	Aumento do pênis, principalmente em comprimento, continua o crescimento de escroto e testículos	10 cm/ano Início da aceleração do crescimento
P3	Os pelos tornam-se mais escuros, mais espessos e mais encaracolados, distribuindo-se na região púbica	

(*Continua*)

Quadro 2.2 – Comparativa com os critérios de Tanner, suas características e velocidade de crescimento no sexo masculino.[11] (*Continuação*)

Sexo masculino		
Tanner	*Características*	*Velocidade de crescimento*
G4	Aumento do pênis, principalmente em diâmetro e desenvolvimento da glande; continua o crescimento do escroto e dos testículos, com maior pigmentação da pele escrotal	10 a 12 cm/ano Pico de velocidade máxima do crescimento
P4	Os pelos são do tipo adulto, mas a área de distribuição é menor; não há extensão para a superfície interna das coxas	
G5	Genitais adultos em tamanho e forma	1 cm/ano Desaceleração do crescimento
P5	Pelos de tipo e quantidade iguais aos do adulto, extensão até a superfície interna das coxas	
P6	Pelos adultos em região púbica	

Fonte: Desenvolvido pela autoria do capítulo.

Hipóteses diagnósticas

Devem incluir:[7]

a) Estado nutricional.
b) Situação da imunização.
c) Desenvolvimento puberal – classificação de Tanner.
d) Diagnóstico primário ou principal (ou o que motivou a vinda do adolescente ao serviço).
e) Diagnósticos secundários – alguns podem necessitar encaminhamentos.
f) Desenvolvimento psicológico – características da adolescência normal, transtornos mentais.
g) Situações de risco – abuso de drogas, comportamento de risco para gravidez, infecções sexualmente transmissíveis (IST)/aids, ideação suicida.

Conduta

Listar as condutas correlacionando-as com as hipóteses diagnósticas, orientando o adolescente e seu responsável sobre cada uma delas e sobre os procedimentos que precisam ser feitos.

Consulta de retorno

Anamnese

Quando a consulta é de rotina, em caso de retorno após 6 meses ou mais, rever principalmente os dados positivos relatados ou identificados na consulta anterior e aqueles passíveis de modificação, como alimentação, condições socioeconômicas, relacionamento familiar, escolaridade, trabalho, lazer, atividade física, hábitos, desenvolvimento puberal, sexualidade.

Exame físico

Dados antropométricos, VC e dados gerais – com os mesmos padrões da primeira consulta.

Exame completo: igual à primeira consulta. Excluir exame de genitais quando já tiver se completado o desenvolvimento puberal, a não ser que o paciente tenha alguma queixa ou comportamento de risco (Quadro 2.3).

Quadro 2.3 – Sugestão de intervalos das consultas para acompanhamento do crescimento e do desenvolvimento puberal, conforme a fase em que o paciente se encontra.[5]

Fase do crescimento	*Intervalo da consulta*
No início da puberdade	A cada 3 meses
Aceleração	A cada 4 meses
Desaceleração	1 vez/ano até finalizar o crescimento

Fonte: Adaptado de SBP, 2018.[5]

Considerações finais

O atendimento sequencial, muitas vezes por anos seguidos, gratifica os profissionais envolvidos no atendimento dessa faixa etária com múltiplos aprendizados: desconstruir preconceitos; desenvolver relações de confiança; trocar experiências; e atingir o objetivo de ajudar o adolescente a atravessar essa fase com saúde física, prevenção de agravos, boa adaptação na família, escola e trabalho, experimentando a vivência de relações satisfatórias em todos esses espaços.

Assim, é de indispensável importância garantir o exercício pleno do adolescente quanto ao seu direito fundamental à saúde e à liberdade, estimulado a sua autonomia e cidadania e a participar ativamente, enquanto protagonista, de seu próprio cuidado. O profissional da saúde deve dirigir-se ao adolescente de forma empática, assertiva e sincera, evitando julgamentos de valores, para que se estabeleça uma relação de confiança. O seu papel se efetiva no esclarecimento de dúvidas, orientação e também na atuação como mediador, apaziguando conflitos, estendendo suas ações aos familiares do jovem.[5]

Referências bibliográficas

1. Estatuto da Criança e do Adolescente (ECA): Lei Federal nº 8.069, de 23 de julho de 1990.
2. Organização Mundial da Saúde (OMS), 1965. Problemas de la Salud de la Adolescencia. Informe de un comité de expertos de lá OMS. Informe técnico nº 308; Genebra.
3. Lourenço B, Queiroz LB. Crescimento e desenvolvimento puberal na adolescência. Rev Med (São Paulo). 2010 abr.-junº; 89(2):70-5.
4. Desenvolvimento cerebral durante a adolescência e o impacto para os transtornos psiquiátricos e abuso de drogas: uma revisão de escopo. 2021. p. 14-28. Disponível em: https://repositorio.usp. Acesso em: set. 2023.
5. Sociedade Brasileira de Pediatria (SBP). Departamento Científico de Adolescência. Consulta do adolescente: abordagem clínica, orientações éticas e legais como instrumentos ao pediatra. Manual de orientação. 2019;(10):1-14. Disponível em: https://www.sbp.com.br/imprensa/detalhe/nid/consulta-do-adolescente-abordagem-clínica-orientacoes-eticas-e-legais-como-instrumentos-ao-pediatra/. Acesso em: set. 2023.
6. Andrade EP, Landi CA, Bonetto DVS, Alves R, Silva VR, Vitalle MSS. Consulta médica e aspectos éticos do atendimento. In: Azevedo AEBI, Reato LFNº Manual de adolescência. Barueri: Manole; 2019. p. 17-31.
7. Reato LFN. A consulta médica. In: Manual de atenção à saúde do adolescente. Secretaria da Saúde. Coordenação de desenvolvimento de programas e políticas de saúde-CODEPPS. São Paulo: SMS, 2006. p. 79-86.
8. Medeiros EHGR, Vitalle MSS. Peculiaridades da consulta do adolescente. In: Vitalle MSS, Medeiros EHGR (coords.). Guia de medicina ambulatorial e hospitalar da Unifesp-EPM – Adolescência: uma abordagem ambulatorial. Barueri: Manole; 2008. p. 19-23.
9. Departamentos de Bioética e Adolescência da SPSP. Aspectos éticos do atendimento ao adolescente. Rev Paul Pediatr. 1999;17(2):95-97.
10. Marshall WA, Tanner JM. Variations in pattern of pubertal changes in girls. Arch Dis Child. 1969;44(235):291-303.
11. Marshall WA, Tanner JM. Variations in pattern of pubertal changes in boys. Arch Dis Child. 1970;45(239):13-23.

Capítulo 3

Avaliação de risco – instrumentos de triagem que auxiliam no diagnóstico

Gabriela Nogueira Pavan

Olga, pediatra de uma Unidade Básica de Saúde, atende Yasmin (12 anos). A adolescente chega acompanhada da mãe com o objetivo de uma consulta de rotina, sem queixas. A pediatra segue com as avaliações rotineiras. Antecedentes, vacinação, eliminações, alimentação, desempenho escolar... A princípio, não identifica nenhuma questão. Porém, ao realizar o exame físico percebe lesões nos antebraços. Ao perguntar à adolescente sobre os cortes, esta olha assustada para a mãe. A pediatra decide atender a adolescente sem a presença da mãe e identifica um quadro depressivo grave.

Introdução

A adolescência é uma fase crucial do desenvolvimento, caracterizada por uma série de transformações físicas, emocionais, sociais e cognitivas. Segundo Aberastury e Knobel, nesse período, vivenciamos os lutos da perda do corpo infantil, a perda do papel da infância e o luto pela separação dos pais na infância. Em meio a tantas transformações, há "adolescência normal": um conjunto de sinais e sintomas que são entendidos como dentro da normalidade e parte do processo de desenvolvimento desse período da vida. A busca pela própria identidade, a tendência grupal, a labilidade emocional e a busca por experimentações fazem parte desse processo.[1]

Além disso, já foi identificado que o processo de maturação cerebral acontece de forma assincrônica, iniciando-se na região occipital e finalizando na região temporal. Assim, durante a adolescência, áreas centrais associadas à busca de prazer, como a amígdala, o hipocampo e o núcleo accumbens, estão bem desenvolvidas. Entretanto, a região do córtex pré-frontal, que controla a impulsividade, ainda está em desenvolvimento. Por isso, os adolescentes enfrentam dificuldades para avaliar situações, tomar decisões acertadas e regular suas emoções e desejos.[2]

Fica evidente que esse conjunto de fatores significa uma fase cheia de situações que propiciam os adolescentes a se colocarem em situações de risco como o uso de substâncias, comportamentos sexuais de risco, uso inapropriado de telas, exposição em mídias sociais e outros desafios relacionados à saúde.

É papel do pediatra que atende esse adolescente estar atento à triagem e à prevenção dessas situações, intervindo de maneira precoce. A Academia Americana de Pediatria recomenda que o rastreio de comportamento social e emocional deve ser realizado anualmente desde a infância; o rastreio para o uso de substância psicoativa (SPA), a partir dos 11 anos; e rastreio para sintomas depressivos, a partir dos 12 anos.[3]

O objetivo deste capítulo é apontar de maneira objetiva instrumentos de triagens que podem ser utilizados de maneira prática e rotineira nas consultas dos adolescentes com a finalidade de rastrear comportamentos de risco para sua prevenção e seu acompanhamento.

Como abordar comportamento de risco?

Estabelecer vínculo e diálogo com o adolescente pode ser desafiador muitas vezes. Cabe ao médico cuidar de como se comunica com o paciente, agindo de forma amigável. Criar um ambiente acolhedor livre de julgamentos pode ajudar muito nesse processo. Respeitar a autonomia do paciente e garantir-lhe sigilo e privacidade ajuda no processo de criação de vínculo.[4,5] A confidencialidade garantida como direito pelo Código de Ética Médica, em seu artigo 74, deve ser explicada para o paciente, inclusive deixando claro que, em situações de risco, esse sigilo poderá ser quebrado.

HEEAEDSSS - guia para anamnese

Em 1971, Berman sistematizou uma avaliação para avaliar vários aspectos da vida do adolescente, conhecida pela sigla HEADSS, em que cada letra corresponde a um ponto a ser avaliado: H (*home*) lar; E (*education/employment*) educação; A (*activities*) atividade com pares; D (*drugs*) drogas; S (*sexuality*) sexualidade; e S (*suicide/depression*) suicídio e depressão. Uma atualização em 2004 adicionou duas letras E (*eating desorder*) e S (*safe*), ficando o acrônimo *HEEADSSS*[5] (Quadro 3.1).

Esse instrumento ajuda a complementar e a sistematizar a anamnese voltada para o adolescente, garantindo uma avaliação abrangente nas consultas. Alguns desses tópicos, como o uso de SPA, triagem para sintomas depressivos ou ansiosos, podem ser abordados de maneiras específicas usando alguns questionários validados que também serão descritos neste capítulo.

Essa investigação deve ser realizada no tempo da consulta com o adolescente sozinho. Geralmente, é preferível usá-la quando o adolescente está relativamente bem; mas quando usada em situações de crise ou doença, pode ajudar, pois a vulnerabilidade pode contribuir nas relações de confiança entre médico e adolescente. Em cada visita, o adolescente deve ser avaliado quanto a novos fatores de estresse e ao seu bem-estar geral.[6]

As perguntas não precisam seguir uma ordem específica, o médico pode avaliar temas que podem facilitar o início da conversa. O profissional sempre conversar com o paciente sobre o direito ao sigilo e à privacidade e dizer-lhe que, sempre que precisar abrir-se sobre alguma questão com os pais (quando são identificados pelo médico pontos que trazem risco de vida), deve avisá-lo e podem juntos discutir sobre o assunto.[6]

Quadro 3.1 – Sugestão de perguntas que podem ser usadas em cada item do HEEADSSS.

	Perguntas para começar	*Perguntas se o tempo permitir ou se for necessário ampliar a investigação*
H (*Home*) Casa	Quem mora com você? Onde você mora? Como são os relacionamentos em casa? Você pode conversar com alguém em casa sobre estresse? (Quem?) Tem alguém novo em casa? Alguém saiu recentemente? O ambiente é calmo ou "agitado"? Quem briga mais na sua casa?	Você se mudou recentemente? Você já teve de morar longe de casa? (Por quê?) Você já fugiu? (Por quê?) Existe alguma violência física em casa?

(*Continua*)

Quadro 3.1 – Sugestão de perguntas que podem ser usadas em cada item do HEEADSSS. (*Continuação*)

	Perguntas para começar	***Perguntas se o tempo permitir ou se for necessário ampliar a investigação***
E (*Education/ employment*) Educação/ emprego	Sabe ler e escrever? Atualmente estuda? Em que ano? Como são suas notas? Conte-me sobre a escola Você se sente seguro na escola? Você gosta de estar na escola? Há adultos na escola em que você confia e com quem você se sente à vontade para conversar assuntos importantes? (Quem?) Quais são seus planos futuros de educação/emprego/metas? Você trabalha? Em quê? Qual horário? Interfere nos estudos?	Você costuma faltar na aula? Você mudou de escola nos últimos anos? Conte-me sobre seus amigos da escola Você já repetiu uma aula/série? Você já foi suspenso? Expulso? Você já considerou desistir da escola? Você se dá bem com as pessoas da escola? Quais são suas matérias favoritas na escola? Suas responsabilidades no trabalho aumentaram?
E (*Eating disorders*) Distúrbios alimentares	Seu peso ou seu corpo o incomodam? Você gosta do seu corpo? Conte-me mais sobre isso Está contente com seu peso e altura? Houve alguma mudança recente no seu peso? Você fez dieta no último ano? Como? Com que frequência?	Do que você gosta e do que não gosta no seu corpo? Você já fez ou faz mais alguma coisa para tentar controlar seu peso? Como é sua rotina de exercícios? O que você acha que seria uma dieta saudável? Como podemos comparar com a sua rotina alimentar? Como seria se você ganhasse (perdesse) 4,5 kg? Você já tomou remédio para emagrecer?
A (*Activities*) Atividades	O que você faz além da escola? Pratica esporte? O que você faz para se divertir? Como você passa o tempo com amigos? Família? (Com quem, onde, quando?) Alguns adolescentes me dizem que passam *online* grande parte do seu tempo. Para que tipos de coisas você usa a internet? Você joga *videogame*? Quanto tempo passa entre celular, *games*, TV, computador, telinhas em geral? Você gostaria de gastar menos tempo com essas coisas?	Você participa regularmente de atividades religiosas ou espirituais? Você enviou fotos ou textos dos quais se arrependeu mais tarde? Você consegue se lembrar de um amigo que foi prejudicado por se expor *online*? Com que frequência você vê pornografia (ou imagens de nudez ou vídeos) *online*? Que tipos de livros você lê para se divertir? Como você se sente depois de jogar videogame? Que música você gosta de ouvir?
D (*Drugs*) Drogas lícitas/ilícitas	A sugestão é sistematizar as perguntas utilizando o CRAFFT, questionário validado para a adolescência publicado neste capítulo	Existe algum histórico de problemas com álcool ou drogas em sua família? Alguém em casa usa tabaco? Você bebe? Com que frequência? Onde costuma beber: em casa/bar/festas? Já experimentou *kit* (vódca + energético)? Já ficou de porre? Quando foi a última vez? Fuma tabaco? Início, quantidade de cigarros/maços fuma? Usou/usa outra droga? Qual, início, frequência, intoxicações/ overdose?

(*Continua*)

Quadro 3.1 – Sugestão de perguntas que podem ser usadas em cada item do HEEADSSS. (*Continuação*)

	Perguntas para começar	*Perguntas se o tempo permitir ou se for necessário ampliar a investigação*
S (*Sexuality*) Sexualidade	Já ficou? Está apaixonado? Divide sua intimidade corporal com alguém? Já teve relações sexuais? Com pessoas de sexo oposto, mesmo sexo, tanto faz? Ainda não tem certeza?	Suas atividades sexuais são agradáveis? Algum de seus relacionamentos foi violento? O que o termo "sexo seguro" significa para você? Você já enviou fotos suas sem roupa pela internet? Você já foi forçado ou pressionado a fazer algo sexual que não queria? Você já foi tocado sexualmente de uma maneira que não queria? Você já sofreu estupro, em um encontro ou em qualquer outro momento? Quantos parceiros sexuais você já teve no total? (Meninas) Você já esteve grávida ou ficou preocupada com a possibilidade de estar grávida? (Meninos) Você já engravidou alguém ou ficou preocupado que isso poderia ter acontecido? O que você está usando para evitar gravidez? Você está satisfeito com seu método? Você usa camisinha toda vez que tem relação sexual? Você já teve uma infecção sexualmente transmissível ou ficou preocupado com essa possibilidade?
S (*Security*) Segurança	Já sofreu algum tipo de violência? Onde? Por quem? Assalto? *Bullying*? Há muita violência em sua casa ou escola? No seu bairro? Entre seus amigos? Já foi violento com alguém? Consequências? Você já conheceu pessoalmente (ou planeja encontrar) alguém que encontrou pela primeira vez *online*? Conte-me sobre uma ocasião em que você andou com um motorista que estava bêbado ou drogado. Quando? Com que frequência?	Você já sofreu um acidente de carro ou moto? (O que aconteceu?) Você já foi perseguido ou intimidado? Isso ainda é um problema? Você já se envolveu em brigas físicas na escola ou no seu bairro? Você ainda está se metendo em brigas? Você já sentiu que precisava carregar uma faca, uma arma ou outra arma para se proteger? Você ainda sente isso? Você já foi preso?
S (*Suicide*) Suicídio	Considere usar o PHQ2 (também publicado neste capítulo) O que você faz quando se sente triste: fica quieto? Chora? Já pensou em desaparecer/se machucar? Já tentou?	Conte-me sobre uma ocasião em que você se sentiu triste ao usar *sites* de mídia social como o Facebook e Instagram Você perdeu o interesse por coisas de que realmente gostava?

(*Continua*)

Quadro 3.1 – Sugestão de perguntas que podem ser usadas em cada item do HEEADSSS. (*Continuação*)

	Perguntas para começar	***Perguntas se o tempo permitir ou se for necessário ampliar a investigação***
	Você se sente "estressado" ou ansioso mais do que o normal? Você se sente triste ou deprimido mais do que o normal? Você fica "entediado" a maior parte do tempo? Você está tendo problemas para dormir?	Você passa menos tempo com os amigos? Você prefere ficar sozinho a maior parte do tempo? Você já tentou se matar? Você já teve de se machucar (cortando-se, por exemplo) para se acalmar ou se sentir melhor? Você começou a usar álcool ou drogas para ajudá-lo relaxar, acalmar-se ou se sentir melhor?

Fonte: Adaptado do Departamento Científico de Adolescência, 2019; Klein DA, Goldenring JM, Adelman, 2014.

Alguns especialistas sugerem a investigação dos pontos de resiliência antes de se iniciar a investigação. Assim fica mais fácil conversar e estabelecer vínculo com o adolescente. Abordagens com base apenas em fatores de risco podem induzir sentimentos de vergonha e impedir o envolvimento do paciente.[6]

CRAFFT - instrumento para avaliar uso de SPA

O CRAFFT é questionário sugerido pelo HEEADSSS[6] e também pela Academia Americana de Pediatria.[3] Trata-se de um acrônimo para as palavras: *Car* (carro); *Relax* (relaxar); *Alone* (sozinho); *Forget* (esquecer); *Family/friends* (família e amigos); *Trouble* (problema).[7] Essas palavras têm relação com as perguntas da parte B do questionário (Figura 3.1). É o questionário mais bem estudado disponível para a faixa etária da adolescência, validado para indivíduos entre 12 e 21 anos e em diversas línguas (incluindo a aculturação brasileira).[8,9] É um instrumento rápido, de fácil aplicação, com alta confiabilidade,[10] além de definir gravidade, para que o pediatra possa ser assertivo na conduta, inclusive com encaminhamento para serviço especializado, quando necessário.[11]

No site https://crafft.org/, é possível acompanhar os estudos mais recentes acerca do questionário, bem como baixar gratuitamente as versões mais recentes do questionário. O CRAFFT 2.1 inclui revisões com base em evidências para aumentar a sensibilidade e a especificidade do instrumento e inclui o *vaping* como método de administração para o uso de maconha. O CRAFFT 2.1+N (Figura 3.1) contém perguntas adicionais sobre o uso de tabaco e nicotina.[9]

Considerando-se a alta prevalência e a experimentação precoce do uso de SPA pelos adolescentes no Brasil, a recomendação da SBP é que a avaliação para o uso de SPA se inicie entre os 9 e 10 anos. Dessa forma, o pediatra consegue atuar de maneira preventiva e precoce com oportunidade de conversar sobre o assunto com o adolescente mais de uma vez.[11]

Entrevista de triagem CRAFFT 2.1+N

Para ser administrado oralmente pelo clínico

Comece: *"Agora vou fazer algumas perguntas que sempre faço para todos os meus pacientes. Por favor, responda com sinceridade; vou manter suas respostas em sigilo."*

Parte A

Nos últimos 12 MESES, quantos dias você:

1. Bebeu qualquer bebida **alcoólica** tais como cerveja, cachaça, vodka, vinho (mais do que uns goles)? Coloque "0" se não usou. — [ ] Quantos dias
2. Você usa qualquer tipo de maconha ***cannabis***, óleo (BHO), *wax* (concentração de BHO), ao fumar, fumar cigarro eletrônico, ou outros dispositivos de vaporização, *dabbing* ou em comprimidos comestíveis) ou "maconha sintética" (p. ex., "K2" ou "*Spice*")? Coloque "0" se não usou. — [ ] Quantos dias
3. Você usa **alguma outra coisa para ficar alto** (p. ex., outras drogas ilegais, pastilhas, medicamentos sem receita, e coisas que você "cheira", aspira, vaporiza, injeta ou vapeia?) Coloque "0" se não usou. — [ ] Quantos dias
4. Usa um dispositivo de **vaporização* que contenha nicotina e/ou sabores**, ou usa quaisquer produtos do **tabaco**†? — [ ] Quantos dias
   *Como cigarros eletrônicos, mods, dispositivos pod como JUUL, vaporizadores descartáveis como Puff Bar, canetas vaporizadoras ou *hookahs*.
   †Cigarros, charutos, cigarrilhas, narguilés, tabaco de mascar, rapé, *snuff* (tabaco de aspirar), *snus* (saquinhos de nicotina), solúveis.

Se o paciente responder...

"0" para todas as perguntas da Parte A	"1" ou mais na P. 1, 2 ou 3	"1" ou mais na P. 4
↓	↓	↓
Fazer somente a 1ª pergunta da Parte B a seguir e, então, PARAR	Fazer todas as 6 perguntas da Parte B a seguir	Faça todas as perguntas da Parte C da página seguinte

Parte B		**Selecione uma opção fazendo um círculo em torno dela**	
C	Você já andou num CARRO/MOTO dirigido por alguém (inclusive você) que estava alterado ou tinha bebido álcool ou usado drogas?	Não	Sim
R	Você já bebeu álcool ou usou drogas para RELAXAR, sentir-se bem ou se enturmar?	Não	Sim
A	Você já bebeu álcool ou usou drogas quando estava por sua conta ou SOZINHO/A?	Não	Sim
F	Você já ESQUECEU coisas que fez quando tinha bebido álcool ou usado drogas?	Não	Sim
F	A sua FAMÍLIA ou AMIGOS já falaram para você diminuir seu uso de álcool e drogas?	Não	Sim
T	Você já se meteu em ENCRENCA enquanto estava usando álcool ou drogas?	Não	Sim

Duas ou mais respostas positivas sugere problema grave e precisa de melhor avaliação. Veja a página 3 para obter mais instruções ⟶

NOTICE TO CLINIC STAFF AND MEDICAL RECORDS: The information on this page is protected by special federal confidentiality rules (42 CFR Part 2), which prohibit disclosure of this information unless authorized by specific written consent.

(*Continua*)

(*Continuação*)

Parte C

As perguntas a seguir se referem ao seu uso de quaisquer dispositivos de vaporização que contenha nicotina e/ou sabores, ou uso de quaisquer produtos do tabaco.* Faça um círculo em torno da sua resposta para cada pergunta.

	Selecione uma opção fazendo um círculo em torno dela	
1. Você já tentou PARAR de usar esses produtos, mas não conseguiu?	Não	Sim
2. ATUALMENTE, você usa vaporizadores ou tabaco porque é muito difícil parar?	Não	Sim
3. Você já se sentiu como se estivesse VICIADO(A) em vaporização ou tabaco?	Não	Sim
4. Você já sentiu um forte DESEJO de usar dispositivos de vaporização ou usar tabaco?	Não	Sim
5. Você já sentiu que você realmente PRECISAVA usar dispositivos de vaporização ou tabaco?	Não	Sim
6. É difícil para você não usar dispositivos de vaporização ou tabaco em LUGARES em que isso não é permitido, como na escola?	Não	Sim
7. Quando você NÃO USA dispositivos de vaporização ou tabaco por um tempo (ou quando você tenta parar de usá-los)...		
a. você acha difícil se CONCENTRAR por não ter podido usar dispositivos de vaporização ou tabaco?	Não	Sim
b. você já se sentiu mais IRRITÁVEL por não poder usar dispositivos de vaporização ou tabaco?	Não	Sim
c. você já se sentiu uma forte NECESSIDADE ou urgência de usar dispositivos de vaporização ou tabaco?	Não	Sim
d. você já se sentiu mais NERVOSO(A), inquieto(a) ou ansioso(a) por não poder usar dispositivos de vaporização ou tabaco?	Não	Sim

Se houver uma ou mais respostas SIM, isso sugere um problema sério com nicotina que exige uma avaliação adicional. Veja a página 3 para obter mais instruções. ⟶

***Referências**:

Wheeler, K. C., Fletcher, K. E., Wellman, R. J., & DiFranza, J. R. (2004). Screening adolescents for nicotine dependence: the Hooked On Nicotine Checklist. J Adolesc Health, 35(3), 225-230;

McKelvey, K., Baiocchi, M., & Halpern- Felsher, B. (2018). Adolescents' and Young Adults' Use and Perceptions of Pod-Based Electronic Cigarettes. JAMA Network Open, 1(6), e183535.

NOTICE TO CLINIC STAFF AND MEDICAL RECORDS:
The information on this page is protected by special federal confidentiality rules (42 CFR Part 2), which prohibit disclosure of this information unless authorized by specific written consent.

(*Continua*)

(*Continuação*)

Interpretação da escala CRAFFT

Probabilidade de um transtorno por uso de substâncias DSM-5 conforme a escala CRAFFT

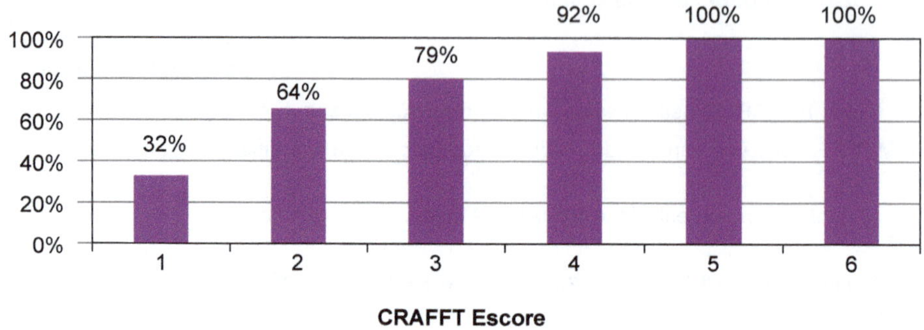

**Fonte de dados:* Mitchell SG, Kelly SM, Gryczynski J, Myers CP, O'Grady KE, Kirk AS, & Schwartz RP. (2014). The CRAFFT cutpoints and DSM-5 criteria for alcohol and other drugs: a reevaluation and reexamination. Substance Abuse, 35(4), 376-80.

Pontos de abordagem para aconselhamento clínico.

1. **REVEJA** os resultados da avaliação
   Para cada resposta com "sim": "Você pode me falar um pouco mais sobre isso?"

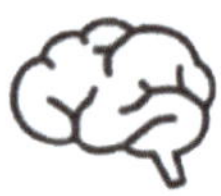

2. **RECOMENDE** o não uso
   "Minha recomendação como seu médico é você não usar nada de álcool, nenhuma maconha ou outras drogas porque elas podem: 1) Causar danos para seu cerebro em desenvolvimento; 2) Interferir com seu aprendizado e memória, e 3) Pôr você em situações constrangedoras e perigosas".

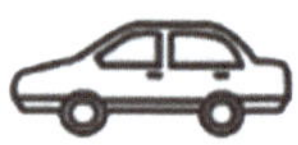

3. **PEGAR CARONA/DIRIGIR** o aconselhamento de risco
   "Acidentes de trânsito são as principais causas de morte de jovens. Eu dou a todos os meus pacientes o Contrato pela vida. Leve para sua casa e converse com seus pais/responsáveis para criar um plano de carona seguro."

4. **INDUZIR**: Estimule declarações auto motivadoras
   Não usuários: "Se alguém perguntasse por que você não bebe ou usa drogas, o que você diria?"
   Usuários: "Quais seriam algumas das vantagens de não usar?

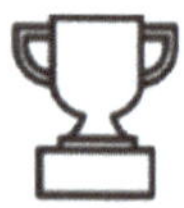

5. **REFORCE** autoeficácia
   "Você tem tanto potencial. Eu ficaria muito chateado/a de ver o álcool ou as drogas atrapalharem a realização de seus sonhos futuros."

Dê ao patiente Contracto pela Vida. www.crafft.org/contract.

crafft@childrens.harvard.edu www.crafft.org.

For more information and versions in other languages, see www.crafft.org.

Figura 3.1 – CRAFFT 2.1+N e orientações acerca da interpretação e sugestão de como intervir.
Fonte: Adaptado de John R. Knight, MD, Boston. Hospital Children's Hospital, 2020.

Patient Health Questionnaire-2 (PHQ-2) e *Patient Health Questionnaire-9* (PHQ-9) – rastreio de sintomas depressivos

Sabemos que flutuações de humor e a separação dos pais são situações normais dentro do período da adolescência,[1] essas situações, muitas vezes, dificultam a percepção dos pais e cuidadores em relação a condições patológicas como quadros depressivos. Assim, uma triagem sistemática pode auxiliar o pediatra que acompanha esse adolescente na identificação precoce desses sintomas.

Seguindo a recomendação da AAP, o rastreio para sintomas depressivos deve ser realizado a partir dos 12 anos.

É importante entender que o Primary Care Evaluation of Mental Disorders (PRIME-MD) foi o primeiro instrumento desenvolvido em 1990, para diagnosticar cinco dos tipos mais comuns de transtornos mentais: depressão; ansiedade; transtornos de sintomas somáticos; uso de álcool; e transtornos alimentares. Porém, tratava-se de um questionário longo e demorado. A partir dele, foram desenvolvidos questionários mais simples, dois deles mais conhecidos como PHQ-9 (versão completa em português) e o Generalized Anxiety Disorder (GAD-7), para identificar transtornos depressivo e ansiedade respectivamente.[12]

O PHQ-9 (Figura 3.2) é estruturado com nove perguntas baseadas nos critérios diagnósticos para depressão da 5ª edição do Manual de Diagnóstico e Estatístico de Transtornos Mentais (DSM-5). Já foi traduzido e validado em várias línguas e existem várias versões desse questionário, todas disponíveis gratuitamente no website: www.phqscreeners.com.

Questionário sobre a saúde do/a paciente (PHQ-9)				
Durante as **últimas 2 semanas**, com que frequência você foi incomodado/a por qualquer um dos problemas abaixo? (Marque sua resposta com "✓")	Nenhuma vez	Vários dias	Mais da metade dos dias	Quase todos os dias
1. Pouco interesse ou pouco prazer em fazer as coisas	0	1	2	3
2. Sentir-se "para baixo", deprimido/a ou sem perspectiva	0	1	2	3
3. Dificuldade para pegar no sono ou para permanecer dormindo, ou dormir mais do que de costume	0	1	2	3
4. Sentir-se cansado/a ou com pouca energia	0	1	2	3
5. Falta de apetite ou comendo demais	0	1	2	3
6. Sentir-se mal consigo mesmo/a ou se achar um fracasso ou achar que decepcionou a família ou a si mesmo/a	0	1	2	3
7. Dificuldade para se concentrar nas coisas, como ler jornal ou ver TV	0	1	2	3
8. Lentidão para se movimentar ou falar a ponto de as outras pessoas perceberem. Ou o oposto: está tão agitado/a ou inquieto/a que fica andando de um lado para outro muito mais do que de costume	0	1	2	3
9. Pensar em se ferir de alguma maneira ou que seria melhor estar morto/a	0	1	2	3

Se você assinalou um ou mais problemas, indique o grau de **dificuldade** que ele(s) causou(causaram) para você realizar seu trabalho, tomar conta das coisas em casa ou para se relacionar com as pessoas.

Nenhuma dificuldade	Alguma dificuldade	Muita dificuldade	Extrema dificuldade
☐	☐	☐	☐

Desenvolvido pelos Drs. Robert L. Sptizer, Janet B.W. Williams, Kurt Kroenke e colegas, com subsídio educacional da Pfizer Inc. Não é necessária permissão para reproduzir, traduzir, exibir ou distribuir.

Figura 3.2 – Questionário PHQ- 9.

Fonte: Adaptada de www.phqscreeners.com.

O PHQ2 é uma versão curta desse questionário, corresponde em fazer as duas primeiras perguntas do PHQ-9. O objetivo é que você possa utilizá-lo como triagem inicial, de maneira mais rápida, e caso a pontuação seja maior que 3, complementar a investigação ampliando o questionário com as nove perguntas do PHQ-9.[13] Os dois questionários foram validados para o uso em adolescentes.[14,15]

Existem duas maneiras de interpretar os resultados. A forma original considera o teste positivo se o indivíduo apresenta cinco ou mais sintomas, obrigatoriamente um deles deve ser humor deprimido ou anedonia, e cada sintoma corresponda à resposta 2 ou 3 ("uma semana ou mais" e "quase todos os dias", respectivamente), com exceção do sintoma 9, para o qual é aceitável qualquer valor de 1 a 3[16] e, dessa forma, preenchendo os critérios diagnósticos presentes no DSM-5.

Outra forma de interpretar, e mais simples, é fazer uma somatória contínua, considerando de corte os pontos 5, 10, 15 e 20 para depressão leve, moderada, moderadamente grave e grave, respectivamente[12] (conforme apresentado na Tabela 3.1).

Tabela 3.1 – Interpretação dos resultados.

Diagnóstico	*Pontuação total*	*Ação para a pontuação*
Negativo para depressão	0 a 4	≤ 4 • A pontuação sugere que o paciente pode não precisar de tratamento para depressão
Depressão leve	5 a 9	5 a 14 • O médico usa o julgamento clínico sobre o tratamento, com base na duração dos sintomas e no comprometimento funcional do paciente
Depressão moderada	10 a 14	
Depressão moderadamente grave	15 a 19	> 14 • Indicar tratamento para depressão, uso de antidepressivo, psicoterapia e/ou uma combinação de tratamento, avaliar encaminhamento para serviço especializado
Depressão grave	20 a 27	

Fonte: Adaptada do site: www.phqscreeners.com.

Generalized Anxiety Disorder-7 (GAD-7)

Como dito anteriormente, sintomas de ansiedade também podem aparecer durante a consulta do adolescente. Atualmente, quase 7% dos jovens em todo o mundo têm um transtorno de ansiedade, a prevalência estimada ao longo da vida nos Estados Unidos é de cerca de 20% a 30% e a idade média de início dos transtornos de ansiedade se aproxima dos 11 anos.[17]

O GAD-7 (Figura 3.3) é uma das opções gratuitas validadas e traduzidas para a língua portuguesa e recomendadas para uso em adolescentes.[17]

Para interpretar as respostas, você deve atribuir pontuações de 0, 1, 2 e 3 às categorias de resposta "nem um pouco", "vários dias", "mais de metade dos dias" e "quase todos os dias", respectivamente. Dessa forma, obter-se-á uma variação de 0 a 21 pontos. As pontuações de 5, 10 e 15 representam pontos de corte para ansiedade leve, moderada e grave, respectivamente. É recomendado que, nas pontuações maiores que 10, o médico responsável deva fazer avaliações adicionais.[12]

Também é possível fazer o GAD-2, que se constitui nas duas primeiras perguntas do GAD-7. Essa também é uma maneira mais rápida de fazer a triagem inicial, pontuações igual ou maior que 3 devem ser complementadas ampliando o questionário para o GAD-7.[12]

A junção do PHQ-2 e GAD-7 é conhecida como PHQ-4. A sugestão é que em todas as consultas de adolescentes maiores de 12 anos o médico assistente faça essa triagem rápida de maneira a complementar e ampliar a investigação quando necessário.

GAD-7				
Durante as **últimas 2 semanas**, com que frequência você foi incomodado/a por qualquer um dos problemas abaixo? (Marque sua resposta com "✓")	Nenhuma vez	Vários dias	Mais da metade dos dias	Quase todos os dias
1. Sentir-se nervoso/a, ansioso/a ou muito tenso/a	0	1	2	3
2. Não ser capaz de impedir ou de controlar as preocupações	0	1	2	3
3. Preocupar-se muito com diversas coisas	0	1	2	3
4. Dificuldade para relaxar	0	1	2	3
5. Ficar tão agitado/a que se tornar difícil permanecer sentado/a	0	1	2	3
6. Ficar facilmente aborrecido/a ou irritado/a	0	1	2	3
7. Sentir medo como se algo horrível fosse acontecer	0	1	2	3
Fonte: Desenvolvido pelos Drs. Robert L. Sptizer, Janet B.W. Williams, Kurt Kroenke e colegas, com subsídio educacional da Pfizer Inc. Não é necessária permissão para reproduzir, traduzir, exibir ou distribuir.				

Figura 3.3 – GAD-7.
Fonte: www.phqscreeners.com.

Considerações finais

O atendimento do adolescente exige um olhar específico e com cuidado a todos os riscos inerentes ao processo de desenvolvimento dessa faixa etária. Uma anamnese estruturada, sistemática e objetiva pode ajudar o pediatra no seu cuidado e identificação precoce desses fatores. Os questionários mais curtos podem auxiliar quando o tempo de consulta é menor, e o pediatra pode escolher de forma assertiva quais os pontos merecem maior atenção.

Referências bibliográficas

1. Aberastury A, Knobel M. Adolescência normal. Um enfoque psicanalítico. Artmed, editor. Porto Alegre; 1981. p. 1-92.
2. Gogtay N, Giedd JN, Lusk L, Hayashi KM, Greenstein D, Vaituzis AC et al. Dynamic mapping of human cortical development during childhood through early adulthood. Proc Natl Acad Sci [Internet]. 2004 May 25;101(21):8174-9. Disponível em: https://pnas.org/doi/full/10.1073/pnas.0402680101. Acesso em: 20 set. 2023.
3. AAP. Recommendations for Preventive Pediatric Health Care Bright Futures/American Academy of Pediatrics. 2017;18-9. Disponível em: https://www.aap.org/en-us/Documents/periodicity_schedule.pdf. Acesso em: 20 set. 2023.
4. Johnson KR, McMorris BJ, Mapellentz S, Scal P. Improving self-management skills through patient-centered communication. J Adolesc Heal [Internet]. 2015;57(6):666-72. Disponível em: http://dx.doi.org/10.1016/j.jadohealth.2015.08.009. Acesso em: 20 set. 2023.
5. Departamento Científico de Adolescência. Sociedade Brasileira de Pediatria. Consulta do adolescente: abordagem clínica, orientações éticas e legais como instrumentos ao pediatra. Man Orientação. 2019;1-14.
6. Klein DA, Goldenring JM, Adelman WP. HEEADSSS 3.0. The psychosocial interview for adolescents updated for a new century fueled by media. Contemp Pediatr. 2014.
7. Knight JR, Sherritt L, Shrier LA, Harris SK, Chang G. Validity of the CRAFFT substance abuse screening test among adolescent clinic patients. Arch Pediatr Adolesc Med. 2002;156(6):607-14.
8. Pereira BADAX, Schram PFC, Azevedo RCS. Avaliação da versão brasileira da escala CRAFFT/CESARE para uso de drogas por adolescentes. Cien Saude Colet. 2016;21(1):91-9.
9. CRAFFT [Internet]. [cited 2023 Sep 30]. Disponível em: https://crafft.org/. Acesso em: 20 set. 2023.

10. Knight JR, Harris SK, Sherritt L, Van Hook S, Lawrence N, Brooks T et al. Prevalence of positive substance abuse screen results among adolescent primary care patients. Arch Pediatr Adolesc Med. 2007;161(11):1035-41.
11. Andrade E, Pieri M, D'Souza-Li L. Substâncias psicoativas nas consultas a partir de 9/10 anos. Recom Atualização condutas em Pediatr Dep Med do Adolesc da Soc Pediatr São Paulo. 2018;86(5):11-14.
12. Measures O, Issues O, References S. Instructions for Patient Health Questionnaire (PHQ) and GAD-7 Measures. Heal San Fr. 1978;45(5):1-9.
13. Zuckerbrot RA, Cheung A, Jensen PS, Stein REK, Laraque D. Guidelines for adolescent depression in primary care (GLAD-PC): Part I. Practice preparation, identification, assessment, and initial management. Pediatrics. 2018;141(3).
14. Richardson LP, Rockhill C, Russo JE, Grossman DC, Richards J, McCarty C et al. Evaluation of the PHQ-2 as a brief screen for detecting major depression among adolescents. Pediatrics. 2010;125(5):1-14.
15. McCauley LPR, Grossman DC, McCarty CA, Richards J, Russo JE, Rockhill C et al. Evaluation of the Patient Health Questionnaire (PHQ-9) for Detecting Major Depression among Adolescents. Pediatrics [Internet]. 2010;23(1):1-7. Disponível em: https://www.ncbi.nlm.nih.gov/pmc/articles/PMC3624763/pdf/nihms412728.pdf%0Ahttp://dx.doi.org/10.1016/j.nurpra.2016.07.013.
16. Santos IS, Tavares BF, Munhoz TN, Almeida LSP, Silva NTB, Tams BD et al. Sensibilidade e especificidade do Patient Health Questionnaire-9 (PHQ-9) entre adultos da população geral. Cad Saude Publica. 2013;29(8):1533-43.
17. Walter HJ, Bukstein OG, Abright AR, Keable H, Ramtekkar U, Ripperger-Suhler J et al. Clinical Practice Guideline for the Assessment and Treatment of Children and Adolescents With Anxiety Disorders. J Am Acad Child Adolesc Psychiatry. 2020 Oct 1;59(10):1107-24.

Capítulo 4

Orientação aos pais como mediar conflitos com seus filhos

Elisiane Elias Mendes Machado
Lília D'Souza-Li

> A mãe trouxe seu filho João, de 14 anos, na consulta dizendo que está muito preocupada com a mudança de comportamento dele. E ra um menino alegre, extrovertido, adorava ficar com os pais e agora prefere ficar com os amigos, está sempre mal-humorado em casa, deixa tudo jogado e bagunçado. A mãe já não sabe mais o que fazer...

Dinâmicas familiares

A definição de família tem evoluído ao longo do tempo e muda com as mudanças da sociedade. Se antes se considerava família apenas o grupo com laços de sangue entre seus integrantes, atualmente ela é mais abrangente constituindo interações diversas. Mas independentemente dos arranjos familiares, a família representa o primeiro núcleo de socialização do indivíduo, de busca coletiva de estratégias de sobrevivência, de apoio financeiro, de exercício da cidadania e do desenvolvimento individual e de convivência com as diversidades.[1]

A dinâmica familiar é o padrão de interação entre os membros da família, seus papéis, e os vários fatores que modulam essa interação.[2] Geralmente é a primeira fonte de segurança oferecendo amor e apoio, ou de estresse oferecendo críticas e cobranças, e pode ter efeitos positivos e negativos a longo prazo, influenciando o desenvolvimento e bem-estar individual. Os fatores associados a uma dinâmica familiar saudável incluem individuação, mutualidade, flexibilidade, estabilidade, comunicação clara e reciprocidade de papéis. Os fatores associados a uma dinâmica familiar não saudável incluem confusão e conflito de papéis, isolamento, rigidez, desorganização e comunicação pouco clara.

A observação, a imitação e a identificação com seus pais possibilitam à criança desenvolver-se e diferenciar-se posteriormente, formando, assim, sua identidade. Por essa razão, o ambiente se faz muito importante, pois são essas primeiras apresentações do mundo que esse bebê recebe que servirão de referenciais para sua formação pessoal. Portanto, é fundamental que haja uma comunicação entre a criança e sua mãe/cuidador, para que seja transmitido à criança tudo que o que acontece.[3] Aos poucos, suas relações começam a se ampliar para os outros membros, familiares, amigos e professores. Novas relações e novas descobertas possibilitam não apenas a ampliação da socialização e interação, mas também o desenvolvimento cognitivo, perceptual e comportamental dos pequenos.

Estilos parentais

Os estilos parentais consideram os aspectos emocionais e comportamentais de conduta parental que caracterizam a natureza da interação entre eles em dois eixos principais: responsividade e exigência. Baumrid categorizou os estilos parentais em: autoritário; autoritativo; e permissivo. Posteriormente Maccoby e Martin subdividiram o permissivo em permissivo indulgente e permissivo negligente.[4]

O estilo autoritário apresenta alta exigibilidade e baixa responsividade. Os pais controlam os filhos por meio de ameaças de punição física ou privação de afetos e privilégios. Esse estilo parental está associado a crianças com bom rendimento escolar e nas avaliações disciplinares, porém com baixa autoestima e autoeficácia, sendo frequente problemas de internalização (ansiedade e depressão). A frequência desse estilo parental é de aproximadamente 13%.

Pais autoritativos apresentam alto grau de responsividade e também de exigência. Eles conseguem promover de forma efetiva um espaço de interação, modelando os filhos por meio de conselhos, regras e normas. Esse estilo parental está associado a filhos bem adaptados psicologicamente, com boa autonomia e autoestima, autoconfiança e bom rendimento escolar e menores índices de depressão, ansiedade, delinquência e de abuso de drogas. A frequência de pais autoritativos é de 39%.

No estilo permissivo indulgente, os pais apresentam alto nível de responsividade e baixo nível de exigência. São pais tolerantes, afetivos, que propiciam autorregulação, porém têm dificuldade de impor limites aos filhos. Os filhos não têm hora para dormir, comem o que querem e quando querem e desenvolvem autonomia, boa autoestima, mas apresentam baixa tolerância à frustração com alta frequência de externalização, como hiperatividade, comportamento agressivo, abuso de substâncias ilícitas e delinquência. A frequência de pais permissivos indulgentes é em torno de 15%.

Pais negligentes apresentam baixo nível de exigência e baixo interesse em oferecer assistência emocional aos filhos. São pais centrados em seus próprios interesses e problemas. Esse estilo parental compromete o desenvolvimento psicológico de crianças e adolescentes com baixa competência social e acadêmica. Está associado à alta ocorrência de depressão, ansiedade, somatização e de problemas de externalização. A frequência de estilo parental permissivo negligente é em torno de 33%.

Relação dos adolescentes com seus pais

O desenvolvimento cerebral é o resultado da interação das heranças biológicas inscritas na programação genética e das interações com o meio ambiente, em especial as experiências afetivas com outra pessoa. Ao nascimento, o bebê humano é totalmente dependente dos cuidadores e não tem condições de sustentar a própria sobrevivência.[5] A figura dos cuidadores pode ser dos pais, avós ou outros que mantenham um vínculo afetivo com a criança, sendo o vínculo afetivo muito mais importante que os vínculos de sangue.

Ao longo da infância e da adolescência, por imitação de exemplos de familiares e de seus pares, o indivíduo aprende novas funções e ganha progressivamente mais autonomia. A qualidade dos cuidados da criança influencia o aprendizado, a formação de relações, a regulação das emoções e o seu comportamento. Nessa fase desenvolvem-se gradualmente a capacidade de regulação dos próprios afetos e a autonomia na vida prática. É muito importante que os pais tenham equilíbrio entre as necessidades nas quais devem intervir e as ações de promoção de autonomia com assertividade.[6]

Na adolescência, novos desafios se apresentam aos pais que precisam entender como lidar com essa fase, tentando compreendê-los, e não simplesmente julgá-los, desconstruindo-se para construir novas relações com seus filhos. O adolescente tem de encontrar as próprias identidade e independência em busca de estabelecer a identidade profissional e sexual adulta, o que resulta em uma separação com os pais.[7]

A complexidade da vida moderna implica uma formação profissional mais demorada, com consequente aumento do período de dependência dos pais e dificuldade do jovem para concluir o processo de independência. Antigamente os homens se casavam aos 20 anos e as mulheres, muitas vezes, aos 15 anos. Atualmente, é comum que os filhos morem com os pais até por volta dos 30 anos.[7]

Durante a passagem da criança para a adolescência, o adolescente vivencia três lutos:[8]

- **Luto do corpo infantil:** quando entra na puberdade e percebe que não consegue controlar as transformações do corpo e tem de aceitá-las.
- **Luto pela identidade e pelo papel infantil:** na infância, a criança é dependente, pois não consegue realizar as coisas sozinha e, na adolescência, quer assumir um papel de mais independência tendo de abrir mão de comportamentos não mais aceitos.
- **Luto pelos pais da infância:** se na infância a relação era mais próxima tanto física como emocionalmente, na adolescência a dependência dos pais diminui gradualmente e as mudanças físicas e emocionais causam um afastamento progressivo nessa relação.

Muitos pais acreditam que não precisam mais estar tão presentes, pois seus filhos adolescentes cresceram e conseguem se virar sozinhos. Mas as decisões ainda são tomadas impulsivamente pensando mais na busca de prazer e de gratificação. Com a mudança de corpo e a incerteza da imagem corporal, o adolescente pode se mostrar inseguro, amedrontado, irritado, não olhando no olho do interlocutor quando conversa, respondendo com monossílabos. O adolescente tem a metade do vocabulário de um adulto e, muitas vezes, não acha palavras para se expressar. Ele acha que os pais sabem o que ele quer sem ele falar. Muitas vezes, essas atitudes são interpretadas pelos pais como desinteresse, má educação. Mas o ideal seria estimular o diálogo quando os pais virem esse comportamento, acolhê-lo e dizer que entendem o que está se passando com ele em vez de criticá-lo.

Os pais, de heróis e perfeitos na infância, passam a vilões e a serem criticados a todos os momentos. Os adolescentes ficam mais contestadores, muitas vezes com atitudes contraditórias, questionando tudo e vão se distanciando dos pais e aproximando-se de seus pares. Os pais devem entender que não é necessário brigar, pois daí a pouco o adolescente pode falar de modo diferente. É importante que os pais entendam que essa separação temporária é necessária e sadia e, nesse momento, devem conversar sobre riscos e limites, mostrar a importância de se desenvolver a liberdade com responsabilidade quanto ao próprio corpo, à própria saúde e ao outro.[8]

O adolescente gosta da uniformidade, estar em conexão com seus amigos; compartilhar as mesmas incertezas, costumes e desafios; sentindo-se aceito pelos amigos e praticar liderança neste grupo. O olhar cuidadoso dos pais deve ser para o perfil do grupo em que o filho está se inserindo. Respeitar a individualidade dos filhos é fundamental para criar vínculo de confiança, mas os pais devem continuar atentos e orientá-los. O adolescente é imediatista, quer tudo para agora, não consegue lidar com a frustração da espera. Entender que o tempo dos adolescentes é diferente do tempo do adulto faz os pais entrarem em acordos para que as obrigações sejam cumpridas. A ideia de futuro só estará mais bem estabelecida no final da adolescência.

Os adolescentes gostam de intelectualizar e fantasiar, abstrair é importante para ele, ter esse momento de reflexão, questionamento, fantasia. Os pais não devem encarar isso como preguiça ou pensamentos bobos. Os pais podem ouvi-los e respeitar a privacidade. Se os pais baterem de frente com os filhos só vão exacerbar a necessidade destes de contrariar. Os pais devem conversar abertamente e discutir com racionalidade os dogmas e conceitos interrogados.

Nesse momento, também brota a sexualidade e o adolescente pode sentir vergonha do seu próprio corpo e querer privacidade. Os pais devem orientá-lo ou levá-lo ao profissional que possa fazer uma orientação de maneira clara, sem preconceitos quanto à sexualidade, à gravidez, aos riscos de doenças infectocontagiosas.

Apresentam sentimentos contraditórios várias vezes ao dia, com constante flutuação do humor e estado de ânimo e o mau humor se agrava em casa. Os pais precisam entender que isso não tem a ver com eles e que será passageiro, devem ser pacientes e amorosos.

Algumas considerações sobre qual a melhor abordagem para resolver problemas com adolescentes

Plano A

A maneira mais popular de se resolver problemas com crianças e adolescentes em todos os lugares é o adulto resolver o problema unilateralmente, por imposição da sua vontade, numa conduta clássica com base em uma teoria de adulto sobre a causa do problema sem ouvir a perspectiva do adolescente.[9] Essa estratégia pode ser muito contraprodutiva, aumenta muito a chance de aparecer um comportamento desafiador no adolescente e não é a maneira ideal de resolver problemas.

Plano B

É quando o adulto resolve o problema de forma colaborativa, como parceiro da criança e do adolescente. É a maneira mais efetiva para se resolver o problema de forma duradoura e, simultaneamente, ensinar a habilidade que está faltando. [9] Ajuda o adulto a esclarecer e elucidar as preocupações do adolescente sobre o problema. Ajuda o adolescente a entender as preocupações do adulto. Ajuda o adulto e o adolescente a trabalharem juntos para resolver o problema.

A melhor hora para usar o plano B é antes de aparecer o comportamento desafiador. Pois na hora em que o adolescente está irritado, você está aborrecido, não vai conseguir pensar bem.

Além de resolver o problema, o objetivo é ensinar outras habilidades importantes como as de identificar, articular e esclarecer preocupações, levar em consideração fatores que não foram apreciados antes, regular suas emoções à frustração, entender e levar em consideração as perspectivas dos outros, considerar alternativas, se são realistas e o impacto de cada uma delas.

Alguns cuidados antes da conversa:[10]

- Avise com antecedência que você gostaria de conversar com ele.
- Alimente-o, adolescentes ficam mais tranquilos se estão sem fome.
- Evite sermões.
- Controle suas emoções: gritar, ficar bravo pode ser interpretado como ataque.
- Comunique-se de forma a não fazer contato olho a olho, pois também pode ser intimidador.
- Ande com seu filho enquanto você fala ou dê alguma coisa para o adolescente fazer. Adolescentes processam melhor as informações quando estão ativos ou em movimento.

Os primeiros 3 minutos da conversa mostram como esta prosseguirá. Inicie a conversa com voz baixa, respeitando seu interlocutor adolescente.

Três passos

Empatia; definir a preocupação do adulto; convidar o adolescente a pensar em soluções:[9]

- **Demonstre empatia:** alcançar o melhor entendimento possível da perspectiva do adolescente e de suas preocupações relacionadas ao problema. Sem isso, o adolescente não se envolverá para trabalhar com você e o problema não se resolverá. O que não fazer nessa hora: não inclua comportamento desafiador no problema não resolvido; não inclua uma teoria ou hipótese no problema não resolvido; não junte tudo em um problema não resolvido; não fale de maneira inespecífica.
- **Deixe-o falar primeiro:** isso os fazem escutar melhor o interlocutor na sequência.
- **Não interrompa, cuide de seu tom de voz e da linguagem corporal:** não fique controlando o comportamento dele durante a conversa.
- **Defina a preocupação do adulto:** geralmente as preocupações do adulto recaem em como o problema não resolvido está afetando o aluno ou afetando outras pessoas. Evite jargões e as palavras "sempre"; "nunca"; "sarcasmo"; "repressões"; "xingamentos"; "ameaças".
- **Evite divagar:** seja objetivo; não fique relembrando fracassos passados. Use exemplo próximo a vocês, exemplo da própria casa. Não o compare com os irmãos, amigos, familiares.
- **Convide o adolescente a pensar soluções e dar sugestões que considerem as preocupações do adulto e dele:** você o convida a fazer isso com você, juntos, e não para ele. Apesar de primeiro você deixar o adolescente falar, você também falará suas ideias e a solução deve ser realista e satisfatória para ambos. Confirme que você o apoia e confia nele. Estimule o lado competitivo de forma positiva, desafie-o. Explique o que você quer e por que, peça para ele repetir o que entendeu. Reconheça os sucessos dele. Toda criança e todo adolescente quer ser reconhecido pelo seu esforço.

Alternativas para o castigo:[10]

- Mostrar como ser útil.
- Expresse sua forte desaprovação sem atacar o caráter.

- Fale sobre suas expectativas.
- Ensine seu filho como se retratar.
- Dar opções.
- Tome uma atitude.
- Permita que seu filho experimente consequências.

Referências bibliográficas

1. Faco VMG, Melchiori LE. Conceito de família: adolescentes de zonas rural e urbana. In: Valle TGM (Org.). Aprendizagem e desenvolvimento humano: avaliações e intervenções [online]. São Paulo: Cultura Acadêmica, 2009. 222 p. ISBN 978-85-98605-99-9.
2. Jabbari B, Rouster AS. Family dynamics. In: StatPearls [Internet]. Treasure Island (FL): StatPearls Publishing; 2023 Jan.
3. Winnicott DW. Tudo começa em casa. 4. ed. São Paulo: Martins Fontes; 2005. 282 p.
4. Weber LN, Prado PM, Veizzer AP, Brandenburg OJ. Identificação de estilos parentais: o ponto de vista dos pais e dos filhos. Psicologia: Reflexão e Crítica. 2004;17(3):323-31.
5. Siegel DJ. The developing mind. 2. ed. New York: The Gilford Press, 2012.
6. Gilmore K, Meersand P. Normal child and adolescent development. In: Hales RE, Yudofsky SC, Roberts LW (eds.). The American Psychiatric Publishing textbook of Psychiatry. 2014. p. 139-173. American Psychiatric Publishing, Inc.
7. Vance AJ, Brandon DH. Delineating among parenting confidence, parenting self-efficacy and competence. ANS Adv Nurs Sci. 2017;40(4):E18-37.
8. Aberastury A, Knobel M. A síndrome da adolescência normal. In: Adolescência normal: um enfoque psicanalítico. Porto Alegre: Artes Médicas; 1981. p. 24-62.
9. Greene R, Winkler J. Collaborative & proactive solutions (CPS): a review of research findings in families, schools, and treatment facilities. Clin Child Fam Psychol Rev. 2019;22(4):549-61.
10. Adele Faber, Elaine Mazlish. Como falar para seu filho ouvir e como ouvir para seu filho falar. 4. ed. São Paulo: Summus Editorial, 2003. 312 p. ISBN 8532307795.

Seção 2
Desafios atuais na atenção ao adolescente

Capítulo 5

Imunização na adolescência – oportunidade para atualização do calendário vacinal pediátrico

Alexandre Massashi Hirata
Maíra Pieri Ribeiro
Lígia de Fátima Nóbrega Reato

JSS, 13 anos de idade, sexo masculino, comparece à UBS sozinho, em uma consulta de rotina, por iniciativa própria, pedindo um atestado para frequentar a piscina do centro comunitário do bairro. Sem queixas clínicas. Sem antecedentes mórbidos pessoais dignos de nota. Sadio e colaborativo. Trouxe a carteira de vacinação, que está desatualizada. O médico pode atendê-lo sem a presença de um responsável e atualizar seu calendário vacinal? Quais as principais vacinas a serem prescritas, considerando que até os 10 anos o esquema de vacinação de JSS estava adequado?

Introdução

Um dos pilares da prática pediátrica é o exercício da puericultura compreendida por autores como Crespin J, como a arte que busca evitar que crianças e adolescentes adoeçam.[1]

Na perspectiva da prevenção de doenças, a vacinação ocupa papel de destaque, sendo reconhecida como a estratégia mais efetiva para se preservar de uma doença infectocontagiosa, propiciando, além da prevenção direta, proteção à coletividade.

Vale salientar também que a aplicação de vacinas não é um ato médico, mas a prescrição, sim e, como tal, deve ser devidamente registrada em prontuário.

De acordo com a Organização Mundial da Saúde (OMS), as vacinas evitam cerca de 3 milhões de mortes por ano no mundo e, no nosso País, contribuíram para a melhoria da expectativa de vida da população brasileira.[2,3]

Entretanto, apesar da eficácia comprovada por amplas evidências científicas, vem se constatando uma queda na cobertura vacinal e, consequentemente, o recrudescimento de doenças e o aumento no número de mortes que poderiam ser evitadas com a vacinação.

Por esse motivo, em 2019, a OMS incluiu a hesitação vacinal como uma das dez ameaças à saúde pública global.[4,5]

A hesitação vacinal é definida como a recusa ou o atraso em aceitar a prescrição das vacinas recomendadas, apesar de sua disponibilidade nos serviços de Saúde.[2,3,5] A questão é multifatorial, tem se expandido mundialmente por intermédio das mídias virtuais e abrange aspectos como autonomia e liberdade de escolha.[4,6,7]

A partir dessas constatações, este capítulo pretende revisar, de forma atualizada, o esquema de imunizações na adolescência, com ênfase nas vacinas específicas para essa faixa etária e discutir alternativas possíveis para colaborar na melhoria da cobertura vacinal.

Vacinas preconizadas na adolescência

Hepatite B

A vacina contra hepatite B está disponível para toda a população, independentemente da idade e das condições de vulnerabilidade.

Para adolescentes não vacinados o esquema preconizado é de 3 doses, sendo a 2ª e a 3ª doses aplicadas, respectivamente, entre 1 e 6 meses após a primeira, esquema 0, 1 e 6 meses.

Outros esquemas poderão ser utilizados, respeitando-se o intervalo mínimo de 1 mês entre a 1ª e a 2ª doses e de 4 meses entre a 1ª e a 3ª doses. Adolescentes com esquema incompleto devem completar as 3 doses, independentemente do intervalo de tempo decorrido entre as doses já aplicadas.

Hepatite A

A vacinação dos adolescentes é preconizada pela Sociedade Brasileira de Pediatria (SBP) e pela Sociedade Brasileira de Imunizações (SBIm) no esquema de 2 doses, com intervalo de 6 meses 0 e 6 meses. A vacina é altamente imunogênica, com excelente perfil de segurança. O Programa Nacional de Imunizações (PNI) oferece a vacina somente para as crianças entre 1 e 4 anos de idade, em dose única.

Obs.: adolescentes podem receber vacina combinada Hepatite A+B, no esquema de 2 doses entre 0 e 6 meses até 15 anos ou de 3 doses 0, 1 e 6 meses a partir dos 16 anos de idade,[8] Vale salientar que, conforme já citado, essa vacina combinada não está disponível pelo PNI, apenas em clínicas particulares.

Dupla adulto dT/Tríplice bacteriana acelular tipo adulto dTpa

Se o adolescente nunca foi vacinado e/ou se o seu histórico vacinal for desconhecido, ele deve receber um esquema de 3 doses da vacina dT com intervalo de 2 meses entre elas 0, 2 e 4 meses – intervalo mínimo de 4 semanas e, após, reforços a cada 10 anos. A SBP e a SBIm recomendam que uma das doses seja preferencialmente a dTpa.[8-10]

Se o esquema vacinal estiver incompleto, deve-se completar a vacinação básica com dT de forma a totalizar 3 doses e, em seguida, reforços a cada 10 anos. A SBP e a SBIm preconizam 1 dose de dTpa a qualquer momento e completar o esquema vacinal com dT.[8-10]

Se a vacinação estiver completa, deve-se fazer a dose de reforço por volta dos 14 anos e, após, a cada 10 anos. Em caso de ferimentos graves, deve-se reduzir esse intervalo para 5 anos. A SBP e a SBIm recomendam que a dose de reforço seja feita preferencialmente com dTpa.[8-10]

Tríplice viral sarampo, caxumba e rubéola

Adolescentes não vacinados ou quando não se conhece o seu histórico vacinal deverão receber 2 doses da vacina, com intervalo mínimo de 4 semanas. Adolescentes que receberam apenas 1 dose deverão receber uma 2ª dose.[8]

A vacina pode ser indicada em casos de surtos ou na profilaxia pós-exposição domiciliar de sarampo dentro de 3 dias após o contato.[9]

Varicela

A vacina é recomendada, pela SBP e SBIm, para todos os adolescentes susceptíveis. Para menores de 13 anos, a vacina pode ser aplicada isoladamente ou combinada com a de sarampo, caxumba e rubéola, quádrupla viral, no esquema de 2 doses com intervalo de 3 meses. Após essa idade, o intervalo deve ser de 1 a 2 meses. Pelo fato de ser composta por vírus vivo atenuado, é contraindicada para gestantes e imunodeprimidos. A vacina pode ser indicada na profilaxia pós-exposição dentro de 5 dias após o contato, preferencialmente nas primeiras 72 horas.[9,10]

Meningocócica

O PNI disponibiliza a vacina MenACWY para adolescentes de 11 a 14 anos, em dose única.[8] Em adolescentes de até 15 anos de idade que nunca receberam a vacina meningocócica conjugada

ACWY, a SBP e a SBIm recomendam 2 doses com intervalo de 5 anos; e, para os adolescentes de 16 a 18 anos, nunca antes vacinados com vacina MenACWY, somente 1 dose da vacina.[9,10]

A SBP e a SBIm recomendam também a vacina antimeningocócica B. A vacina Bexsero® é indicada no esquema de 2 doses, com intervalo mínimo de 1 mês. Enquanto da vacina Trumenda®, em indivíduos com risco aumentado de doença, devem-se administrar 2 doses em intervalo mínimo de 1 mês, seguidas por uma 3ª dose, pelo menos 4 meses após a 2ª. Nas demais situações, a vacinação poderá ser feita em apenas 2 doses, com intervalo de 6 meses.[9,10]

Febre amarela

A vacina contra febre amarela é preconizada atualmente para toda a população brasileira e para as pessoas que se deslocam para países que exigem a emissão do certificado internacional de viagem.

O PNI indica o esquema básico de dose única, recomendando-se 1 dose de reforço caso a pessoa tenha recebido apenas 1 dose da vacina antes de completar 5 anos de idade. A vacina é contraindicada em adolescentes imunossuprimidos e para aquelas que estejam amamentando bebês menores de 6 meses; na impossibilidade, deve-se suspender o aleitamento materno por 10 dias.[8-10]

HPV

Duas vacinas anti-HPV do laboratório MSD Gardasil® estão disponíveis no Brasil. Uma delas contém as VLP, partículas semelhantes aos vírus dos tipos 6, 11, 16 e 18 HPV4 e a outra tem o acréscimo dos tipos 31, 33, 45, 52 e 58 HPV9. Ambas devem ser administradas no esquema de 2 doses com intervalo de 6 meses; 0 a 6 meses para indivíduos entre 9 e 14 anos; e, em 3 doses, 0, 2 e 6 meses para adolescentes de 15 anos ou mais.[9-11]

O PNI disponibiliza a HPV4 para meninas e meninos de 9 a 14 anos de idade e, no Centro de Referência de Imunológicos Especiais (CRIE), no esquema de 3 doses, 0, 2 e 6 meses em indivíduos de 9 a 45 anos vivendo com HIV/aids, pacientes oncológicos em quimioterapia e/ou radioterapia e indivíduos submetidos a transplantes de órgãos sólidos ou de células-tronco hematopoiéticas.[8]

A SBP e a SBIm aconselham, sempre que possível, o uso preferencial da vacina HPV9 e a revacinação daqueles que foram anteriormente vacinados com HPV2 ou HPV4, com o objetivo de ampliar a proteção para os tipos adicionais.[9-11] A Tabela 5.1 mostra o resumo das recomendações da SBIm para o uso da vacina HPV9 conforme a faixa etária e o histórico de vacinação contra o HPV.[11]

Tabela 5.1 – Uso da vacina HPV9 a depender da faixa etária e histórico de vacinação contra o HPV.[11]

Idade	*Passado vacinal*	*Conduta*
9 a 14 anos	Sem história de HPV4	2 doses de HPV9 (0 a 6 meses). O intervalo mínimo é de 5 meses
	1 dose de HPV4	6 meses após a dose de HPV4, iniciar esquema de 2 doses de HPV9 (0 a 6 meses). O intervalo mínimo é de 5 meses
	2 doses de HPV4	12 meses após a 2ª dose de HPV4, iniciar esquema de 2 doses de HPV9 (0 a 6 meses). O intervalo mínimo é de 5 meses
15 a 45 anos	Sem história de HPV4	3 doses de HPV9 (0, 2 e 6 meses)
	1 dose de HPV4	2 meses após a dose de HPV4, iniciar esquema de 3 doses de HPV9 (0, 2 e 6 meses)
	2 doses de HPV4	3 meses após a 2ª dose de HPV4, iniciar esquema de 3 doses de HPV9 (0, 2 e 6 meses)
	3 doses de HPV4	12 meses após a 2ª dose de HPV4, iniciar esquema de 3 doses de HPV9 (0, 2 e 6 meses)

Fonte: Desenvolvida pela autoria do capítulo.

Influenza

A composição da vacina é estabelecida anualmente pela OMS. Como a influenza é uma doença sazonal, a vacina deve ser administrada todos os anos preferencialmente antes do período de maior circulação do vírus.

Existem duas vacinas disponíveis no Brasil:[8-10]

- **Trivalente:** contém uma cepa AH1N1, uma AH3N2 e uma B. Disponibilizada pelo PNI, inicialmente para adolescentes pertencentes a grupos de risco, durante a campanha de vacinação, em outono.[8]
- **Quadrivalente:** incorpora uma segunda linhagem da cepa B, disponível somente nas clínicas particulares e, por conferir maior cobertura das cepas circulantes, é a recomendada pela SBP e pela SBIm.[9,10]

Dengue

Duas vacinas quadrivalentes estão licenciadas no Brasil. Ambas estão disponíveis em clínicas privadas de vacinação e são contraindicadas em imunodeprimidos, gestantes e lactantes.[9,10]

- **Dengvaxia©:** recomendada somente para adolescentes que tiveram infecção prévia confirmada pelo vírus da dengue soropositivos. O esquema é de 3 doses com intervalo de 6 meses entre elas 0, 6 e 12 meses.[9,10]
- **Qdenga®:** tem recomendação preferencial, pois pode ser aplicada independentemente do contato prévio com o vírus da dengue. Recomenda-se o esquema de 2 doses, com intervalo de 3 meses entre elas 0 a 3 meses. O Ministério da Saúde incorporará a vacina no SUS a partir de fevereiro de 2024.[9,10]

Covid-19

As recomendações para vacinação contra a covid-19 no Brasil, tanto para as doses primárias e de reforços, são estabelecidas de acordo com as faixas etárias, os imunizantes disponíveis, as recomendações dos fabricantes e os resultados de estudos nacionais e internacionais.[12]

As vacinas recomendadas até o momento são: a adsorvida covid-19 (inativada) CoronaVac Butantan; a covid-19-RNAm Comirnaty Pfizer/Wyeth; a covid-19-recombinante Oxford/Covishield Fiocruz e Astrazeneca; e a covid-19-recombinante Janssen Vaccine Janssen-Cilag.[12]

Para adolescentes de 10 e 11 anos de idade, o esquema primário recomendado é composto por 2 doses da vacina covid-19, 1ª dose + 2ª dose, com o intervalo de 4 semanas. Para aqueles que iniciaram o esquema com o imunizante covid-19 Pfizer, o intervalo é de 8 semanas após a 1ª dose. A dose de reforço deve ser feita com intervalo mínimo de 4 meses após a 2ª dose, devendo-se usar preferencialmente a vacina Pfizer; na indisponibilidade desta poderá ser utilizada a CoronaVac.[12]

Adolescentes e jovens entre 12 e 24 anos de idade não incluídos no grupo prioritário e que não iniciaram a vacinação ou que estão com esquema vacinal incompleto deverão realizar o esquema primário de 2 doses das vacinas covid-19 monovalente e o reforço, preferencialmente com a vacina Pfizer, no intervalo mínimo de 4 meses após a 2ª dose.[12]

Em abril de 2023, a PNI passou a recomendar 1 dose de reforço da vacina covid-19 bivalente para todas as pessoas com 18 anos de idade ou mais que tenham recebido ao menos 2 doses de vacinas monovalentes como esquema primário ou que tenham recebido previamente qualquer vacina anticovid-19 monovalente como dose de reforço. O intervalo mínimo recomendado para a dose de reforço é de 4 meses a partir da última dose do esquema primário ou de qualquer reforço monovalente.[13]

Vacinação da gestante

A gravidez na adolescência é um problema de saúde mundial e o médico que acompanha essa gestação tem um papel fundamental no fornecimento de cuidados e apoio incluindo as vacinas da gestante.[14]

A imunização durante a gravidez protege a mãe, o feto e o recém-nascido contra infecções que apresentam maior morbidade e mortalidade nessa população, em comparação com a população geral.

De forma geral, as vacinas de vírus vivos são contraindicadas durante a gravidez. Porém, a vacina contra a febre amarela, em situações em que o risco de infecção supera os riscos potenciais de vacinação, pode ser feita durante a gravidez.[15]

As vacinas que devem ser administradas em mulheres grávidas são tríplice bacteriana acelular do tipo adulto a partir da 20ª semana de gestação até 45 dias pós-parto, hepatite B e influenza.

Durante o acompanhamento da mulher que pretende engravidar, a vacina tríplice viral deve ser oferecida com a recomendação de se evitar a gravidez durante 1 mês.[8,15-17]

Com relação as vacinas anticovid-19 durante a gestação, estudos sugerem que são seguras e eficazes. Além disso, foram identificados anticorpos SARS-CoV-2 no sangue do cordão umbilical e no leite materno após a vacinação durante a gravidez, o que sugere que a vacinação materna proporciona algum grau de proteção ao bebê. Os dados disponíveis indicam que as preocupações relativas à segurança da vacina no feto são fatores contribuintes importantes para a hesitação vacinal durante a gravidez.[18]

Segundo o Colégio Americano de Ginecologia, algumas medidas devem ser tomadas para melhorar a aceitação materna à vacinação:

i. **Educar** sobre os riscos das doenças imunopreveníveis e sobre os benefícios da vacinação.
ii. **Recomendar e prescrever** a vacinação da gestante.
iii. **Normatizar** desde a primeira consulta de pré-natal a abordagem de prevenção de doenças infecciosas maternas e infantis por meio da vacinação.
iv. **Melhorar a conveniência**, sendo que uma das formas de se garantir a vacinação é oferecer as vacinas no mesmo local em que é feita a consulta de pré-natal.[17]

Papel do médico de adolescentes na atualização vacinal

A Pediatria incluiu há muito tempo a recomendação a respeito da orientação e prescrição de vacinas como parte do atendimento de rotina. A checagem do calendário vacinal faz parte da anamnese pediátrica, assim como a avaliação da alimentação, do ganho ponderoestatural e dos parâmetros de desenvolvimento neuro/psico/motor na infância e puberal + psicossocial na adolescência.

Esses aspectos constituem a base das consultas de puericultura, cuja relevância é maior nos períodos identificados como de maior suscetibilidade.

A importância do acompanhamento regular dos bebês já está incorporada tanto para profissionais de saúde como para familiares. O desafio é expandir essa proposta para a adolescência, reconhecida por sua vulnerabilidade e especificidade.

Fazendo-se uma analogia com os chamados estirões de crescimento, o pediatra tem duas grandes oportunidades para exercer eficazmente seu papel de puericultor: nos dois primeiros anos de vida e durante a puberdade.

A realização de consultas programadas de puericultura na adolescência, principalmente na fase inicial, pode ser uma janela de oportunidade para estabelecimento de hábitos saudáveis e orientação de medidas preventivas, como a vacinação. Não obstante, a percepção de que a adolescência é um período de transição entre a infância e a idade adulta pode transmitir a ideia errônea de uma importância menor. Essa etapa de desenvolvimento do ser humano é crucial pois, além de todas as transformações físicas que a caracterizam, é nessa fase que o indivíduo estrutura sua personalidade, constrói sua identidade; uma fase na qual são estabelecidos modelos de conduta que permanecerão na idade adulta.[19]

Para contemplar essa abrangência, o atendimento médico do adolescente deve embasar-se em visão integral de saúde, postura ética e humanizada e respeitar direitos fundamentais.[20] Essa especificidade favorece a relação entre médico e paciente e apoia a responsabilização progressiva do adolescente pelo seu autocuidado. No enfrentamento da hesitação vacinal, a valorização do protagonismo juvenil, em que o adolescente é reconhecido como um sujeito de direito, pode consistir em uma tática bastante eficaz.

Assim sendo, embora as estratégias de vacinação sejam especialmente desafiadoras na população jovem,[21] o reconhecimento da autonomia do adolescente e a necessidade de uma abordagem individualizada constituem aspectos facilitadores desse processo.

Nesse sentido, o próprio Ministério da Saúde (MS) do Brasil orienta, em nota técnica, que adolescentes podem ser atendidos sozinhos, inclusive para vacinação.[22]

Finalmente, é senso comum a força das chamadas "mídias digitais" principalmente entre adolescentes. A utilização dessas intervenções eletrônicas para a transmissão de mensagens técnicas elaboradas por fontes confiáveis, de forma lúdica e interessante, emerge como medida promissora de comunicação entre profissionais e pacientes.

Além de orientar as famílias, é papel do médico que atende jovens priorizar o adolescente como figura central da consulta, a quem devem ser repassadas as orientações pertinentes, em linguagem adequada, esclarecendo dúvidas e discutindo informações eventualmente equivocadas transmitidas nas redes sociais.

Referências bibliográficas

1. Crespin J. Puericultura. Ciência Arte e Amor. 3. ed. São Paulo: Roca, 2007.
2. Cunha J. Hesitação vacinal no Brasil: causas e consequências. São Paulo: Sociedade Brasileira de Pediatria (SBP), 15/12/2022.
3. Milani LRN, Busto IMS. Causas e consequência da redução da cobertura vacinal no Brasil. doi 10.32811/25954482-2021v4n2p157.
4. Rodrigues AC, Lino AM, Rodrigues AC, Langa AS, Wiese JRP. Uma revisão narrativa sobre os principais aspectos que permeiam a hesitação vacinal e seus impactos no cenário epidemiológico mundial. Brazilian Journal of Development BJD, Curitiba, v. 7, n. 5, p. 48214-48224 may 2021.
5. Sociedade Brasileira de Pediatria (SBP). Manual de Orientação. Departamento Científico de Imunizações 2019-2021. Confiança em vacinas: como o pediatra pode ajudar? n. 18, 27 de setembro de 2021.
6. Cardin VG, Nery LMG. Hesitação vacinal: direito constitucional à autonomia individual ou um atentado à proteção coletiva? Prisma Jurídico, v. 18, n. 2, 2019, p. 224-237. Disponível em: https://www.redalyc.org/articulo.oa?id=93464984005. Acesso em: 25 de setembro de 2023.
7. Sociedade Brasileira de Pediatria (SBP). Manual de Orientação. Departamento Científico de Imunizações 2022-2024 e Instituto Questão de Ciência. O antivacinismo no Brasil e no Mundo: cenário pós confiança. As principais falácias: como reconhecer e como agir. n. 104, 22 de setembro de 2023.
8. Ministério da Saúde BR. Secretaria de Vigilância em Saúde e Ambiente. Departamento de Imunização e Doenças Imunopreveníveis. Calendário nacional de vacinação do adolescente 2023. Disponível em: https://www.gov.br/saude/pt-br/assuntos/saude-de-a-a-z/c/calendario-nacional-de-vacinacao/calendario-vacinal-2023/calendario-nacional-de-vacinacao-2023-adolescente/. Acesso em: set. 2023.
9. Sociedade Brasileira de Pediatria (SBP). Documento Científico. Departamento Científico de Imunizações e Infectologia 2022-2024. Calendário de vacinação da SBP – Atualização 2023. n. 106, 29 de setembro de 2023 atualização.
10. Sociedade Brasileira de Imunizações (SBIm). Calendário de vacinação SBIm adolescente. Recomendações da Sociedade Brasileira de Imunizações (SBIm) – 2023/2024. Disponível em: https://sbim.org.br/images/calendarios/calend-sbim-adolescente.pdf. Acesso em: set. 2023.
11. Levi M. Nota Técnica SBIm. Atualização das vacinas HPV em uso no Brasil: introdução nonavalente HPV9. Sociedade Brasileira de Imunizações (SBIm). Disponível em: https://sbim.org.br/images/files/notas-tecnicas/nt-sbim-vacina-hpv9-230505.pdf. Acesso em: set. 2023.
12. Ministério da Saúde BR. Secretaria de Vigilância em Saúde e Ambiente Departamento de Imunização e Doenças Imunopreveníveis. Coordenação-Geral de Incorporação Científica e Imunização. Nota técnica n. 6/2023-CGICI/DIMU/SVSA/MS [Internet]. [Brasília]: Ministério da Saúde BR; 25 de fevereiro de 2023. Disponível em: https://www.gov.br/saude/pt-br/coronavirus/notas-tecnicas/2023/nota-tecnica-no-6-2023-cgici-dimu-svsa-ms/view. Acesso em: 3 out. 2023.

13. Ministério da Saúde BR. Secretaria de Vigilância em Saúde e Ambiente Departamento de Imunização e Doenças Imunopreveníveis. Coordenação-Geral de Incorporação Científica e Imunização. Nota técnica n. 30/2023-CGICI/DIMU/SVSA/MS [Internet]. [Brasília]: Ministério da Saúde BR; 24 de abril de 2023. Disponível em: https://www.gov.br/saude/pt-br/coronavirus/notas-tecnicas/2023/nota-tecnica-no-30-2023-cgici-dpni-svsa-ms-1/view. Acesso em: 3 out. 2023.
14. Mann L, Bateson D, Black KI. Tennage Pregnancy, Australian Journal of General Practice, 2020 Jun.;496:310-316. doi: 10.31128/AJGP-02-20-5224.
15. Sociedade Brasileira de Imunizações (SBIm). Calendário de vacinação SBIm gestante. Recomendações da Sociedade Brasileira de Imunizações (SBIm) – 2023/2024. Disponível em: https://sbim.org.br/images/calendarios/calend-sbim-gestante.pdf. Acesso em: out. 2023.
16. Arora M, Lakshmi R. Vaccines – Safety in pregnancy. Best Practice & Research Clinical Obstetrics and Gynaecology 2021 Oct:76:23-40.
17. Vacinação nas gestantes e puérperas – Febrasgo Federação Brasileira das associações de Ginecologia e obstetrícia, 2020, n. 6.
18. Rasmussen SA, Jamieson DJ. Covid-19 and Pregnancy – Infectious Disease Clinics of North America. 2022 Jun.;362:423-433. doi: 10.1016/j.idc.2022.01.002.
19. Cordoni JK, Reato LFN. Desenvolvimento Psicossocial na Adolescência. In: Tratado de Pediatria/ Sociedade Brasileira de Pediatria, 5. ed. Barueri: Manole, 2022, v. 1, cap. 2, p. 857-861.
20. Sociedade Brasileira de Pediatria. Consulta do adolescente: abordagem clínica, orientações éticas e legais como instrumentos ao pediatra. Manual de Orientação. Departamento Científico de Adolescência. n. 10, janeiro de 2019.
21. Ballalai I, Kfouri RA, Feijó RB. Vacinação do adolescente. In: Tratado de Pediatria/Sociedade Brasileira de Pediatria, 5. ed. Barueri: Manole, 2022, v. 2, cap. 2, p. 13-18.
22. Ministério da Saúde. Secretaria de Atenção Primária à Saúde. Departamento de Ações Programáticas Estratégicas. Coordenação Geral de Ciclos de Vida. Coordenação de Saúde dos Adolescentes e Jovens. Nota Técnica n. 2/2022 – COSAJ/CGCIVI/DAPES/SAPS/MS. Disponível em: https://sei.saude.gov.br. Acesso em: 7 out. 2023.

Capítulo 6

Acompanhamento do adolescente com obesidade

Mauro Fisberg
Nathalia Gioia de Paula

Todo dia, é a mesma sensação. Todo dia, eu me olho no espelho e me desespero.
Todo dia, eu tenho de enfrentar meu pai me olhando e me chamando de gordo
preguiçoso. Como se ele não fosse alguém que não sai do sofá e que fica o dia todo
assistindo TV e comendo porcarias. E claro, ele é mais pesado que eu...
Todo dia, no ônibus, se estou caminhando pelo corredor, e vejo algum assento
vazio, imediatamente a pessoa me olha com cara de asco e fecha o espaço para que
eu não me sente, como se tivesse medo de que eu ocupasse o assento todo.
Na escola, eu ocupo uma carteira sozinho, e meus vizinhos se encolhem com terror
de meu mau cheiro. Que culpa tenho eu se suo como um louco!
Eu preciso emagrecer de alguma forma. Eu tenho de melhorar...
Diário de um adolescente, 15 anos.

Introdução

Os adolescentes são especialmente suscetíveis ao desenvolvimento de hábitos alimentares não saudáveis dados o seu rápido crescimento em estatura e sua massa muscular durante o estirão, com aumento expressivo das necessidades nutricionais. Somam-se às modificações de composição corporal os desafios da passagem da infância para a vida adulta, que se entrelaçam a uma complexa e turbulenta rede de determinantes sociais que afetam a saúde presente e futura.[1] A ampliação de sua autonomia e de suas redes sociais também contribui para que o adolescente adote muitos comportamentos favoráveis à obesidade.

A obesidade é uma doença crônica prevalente, complexa, estigmatizante e persistente, associada a graves consequências sociais e orgânicas, que são transmitidas entre gerações. Em sua maioria, os mecanismos biológicos subjacentes à obesidade na infância e na adolescência são semelhantes aos da idade adulta, mas a influência desses mecanismos difere significativamente nas diferentes fases da vida.[2] A incidência em estágios precoces da vida é ainda mais preocupante, pois a obesidade pediátrica foi associada a uma série de consequências negativas imediatas e de longo prazo para a saúde. Entre as comorbidades associadas à obesidade, existem evidências de forte relação com inflamação, impacto negativo na resposta imunológica, processo aterosclerótico e doença cardiovascular.[3] Na infância e na adolescência, o excesso de peso está diretamente associado com concentrações elevadas de insulina plasmática e perfil lipídico alterado, além de hipertensão arterial, e esse conjunto de eventos pode levar ao surgimento prematuro de doença cardiovascular na vida adulta.[3] Especialmente na adolescência, o excesso de peso tem grave impacto psicossocial e causa redução de qualidade de vida.

Atualmente, as chances de sucesso dos tratamentos não farmacológico, farmacológico e cirúrgico da obesidade pediátrica são inversamente proporcionais às chances de falha, recaída e reganho de peso. Diante desse cenário, a resposta dos pediatras e dos profissionais de saúde é urgente e reside, primordialmente, na ação precoce, intensiva e baseada em evidências sobre os fatores estruturais que estão contribuindo para a criação de ambientes obesogênicos.[4]

Definição de obesidade na adolescência

Segundo a Organização Mundial da Saúde (OMS), a obesidade é uma doença crônica complexa definida por um excesso de adiposidade que pode prejudicar a saúde. Trata-se, na maioria dos casos, de uma doença multifatorial que resulta da interação de ambientes obesogênicos, fatores psicossociais e variantes genéticas.[5]

Na faixa etária pediátrica, a obesidade é definida epidemiologicamente usando-se o índice de massa corporal (IMC), que é ajustado para idade e sexo em decorrência das mudanças fisiológicas no IMC durante o crescimento.[2] As curvas antropométricas da OMS de 2007 para crianças de 5 a 19 anos definem os pontos de corte para sobrepeso e obesidade como um IMC para a idade maior que +1 e +2 desvios-padrões, respectivamente. As curvas antropométricas do Centro de Controle e Prevenção de Doenças (CDC) dos Estados Unidos de 2000 para crianças de 2 a 20 anos definem sobrepeso como IMC > 85º a < 95º percentil e obesidade como IMC ≥ 95º percentil.[6] A relação cintura/altura superior a 0,5 é cada vez mais usada como indicador de adiposidade abdominal em estudos clínicos, sem a necessidade de uma referência para comparação.[6] A circunferência abdominal (CC), indicativa de adiposidade abdominal ou central, também é um importante preditor de risco para doença cardiovascular, dislipidemia e hipertensão arterial, mas não há consenso sobre pontos anatômicos e de corte para a classificação dessa medida em criança, o que limita o seu uso na Pediatria. Rotineiramente, utiliza-se como adequado à CC o percentil 90 para idade e sexo, proposto por Freedman e colaboradores, para uso clínico e ambulatorial.[3]

Várias definições foram sugeridas para se identificarem valores mais extremos de IMC em crianças e adolescentes. A American Heart Association (AHA) caracteriza a obesidade grave como um IMC igual ou superior a 120% do 95º percentil do IMC para idade e sexo (com base nos gráficos de crescimento do CDC 2000).[7] Nos adolescentes mais velhos, o ponto de corte para adultos (IMC igual ou superior a 30 kg/m^2) pode ser utilizado para definir obesidade se esse valor for inferior ao 95º percentil do IMC para a idade e o sexo.[8]

Epidemiologia da obesidade na adolescência

A prevalência global da obesidade em crianças e adolescentes aumentou nas últimas quatro décadas, inicialmente nos países desenvolvidos, mas agora também em países menos desenvolvidos. Em 2019, a Federação Mundial de Obesidade publicou as estimativas do Atlas da Obesidade, que situam o Brasil entre os cinco países que terão mais de 1 milhão de crianças de 5 a 19 anos com obesidade em 2030; o primeiro colocado é a China, seguida pela Índia, Estados Unidos e Indonésia[9]. A previsão é que 4.517.818 adolescentes de 10 a 19 anos vivam com obesidade em 2030 no Brasi[19]. Ainda, o mesmo documento estima que a chance de o País atingir a meta da OMS de conter o incremento da prevalência de obesidade infantil até 2025 é de apenas 2%.[9]

A prevalência da obesidade está intrinsecamente ligada à desigualdade social, com dados que sugerem uma transferência da prevalência para aqueles que vivem em piores condições socioeconômicas, contribuindo, assim, para o aumento das desigualdades ao longo do tempo.[2] Quanto aos jovens brasileiros, a prevalência de excesso de peso é maior entre os que residem em áreas urbanas; têm renda familiar mais alta e *status* socioeconômico mais alto;[10] e entre os que estudam em escolas particulares.[11] Na 3ª edição do Inquérito de Saúde da Cidade de São Paulo (ISA Capital 2015), os resultados revelaram que a prevalência de adolescentes com sobrepeso e obesidade na maior e mais rica cidade do Brasil triplicou de 2003 a 2015, correspondendo a 19,5% de adolescentes com sobrepeso e 9,4% de adolescentes com obesidade na última edição.[1]

A Pesquisa de Orçamentos Familiares (POF), realizada pelo Instituto Brasileiro de Geografia e Estatística (IBGE) em parceria com o Ministério da Saúde em 2008 a 2009, mostrou uma prevalência de sobrepeso de 20,5% e de obesidade 4,9% entre os adolescentes brasileiros. Em 1989, a mesma pesquisa havia mostrado prevalências de 10,8% e 1,3% respectivamente.[12] Ainda em âmbito nacional, a 3ª edição da Pesquisa Nacional de Saúde do Escolar (PeNSE, 2015) forneceu resultados sobre os estudantes brasileiros de 13 a 17 anos em 2015.[11] Nesse estudo, a soma da prevalência de estudantes de 13 a 17 anos com sobrepeso e obesidade foi cerca de 23,7%, o que equivale a um total estimado de 3 milhões de escolares.[11] Os dados do Estudo Brasileiro de Riscos Cardiovasculares em Adolescentes (ERICA) também impressionam: as prevalências estimadas de excesso de peso e obesidade em adolescentes de 12 a 17 anos de todo o País foram entre 17% e 8% respectivamente, com contrastes regionais significativos.[13]

Causas da obesidade na adolescência

Em grande parte, o desenvolvimento e a perpetuação da obesidade na sociedade moderna podem ser explicados por uma estrutura biossocioecológica que cria as condições para um cenário em que a predisposição biológica, as forças socioeconômicas e os fatores ambientais promovem, em conjunto, a deposição e a proliferação de tecido adiposo e a resistência aos esforços de controle da obesidade.[6]

Primeiramente, é importante mencionar que existe um elevado grau de heterogeneidade no efeito de fatores biológicos relacionados à regulação do peso corporal e à regulação energética. A composição corporal é influenciada por dois principais sistemas de regulação constituídos pela complexa interação das vias centrais e periféricas que controlam o apetite, a saciedade, os comportamentos de busca de prazer e a taxa metabólica.[6] Um desses sistemas é a homeostase energética, que inclui a ação da leptina e de sinalizadores do trato gastrointestinal e opera, predominantemente, em um nível inconsciente. O outro sistema é o controle cognitivo-emocional, que é regulado por centros cerebrais superiores e opera em um nível consciente.[2] Fatores comportamentais, como má qualidade do sono e estresse, assim como o uso de medicamentos, também podem contribuir para a disfunção dos sistemas reguladores, favorecendo o ganho de peso e modificando a composição corporal.[6] Em uma menor proporção de indivíduos com obesidade, essa disfunção pode ser determinada geneticamente, como em casos de obesidade monogênica não sindrômica e em síndromes genéticas, como a síndrome de Prader-Willi e a síndrome de Bardet-Biedl.[8] Em contraste com as formas monogênicas de obesidade, que são raras e causadas, geralmente, por um único defeito genético com um grande efeito, a predisposição genética à obesidade na população pediátrica, normalmente, é moldada pelos efeitos conjuntos de muitas variantes genéticas comuns, cada uma das quais faz uma pequena contribuição para o fenótipo. Ainda, a função dos processos epigenéticos na obesidade infantil e adolescente tem recebido cada vez mais atenção; atualmente, a maioria dos estudos apoia a hipótese de que as alterações na metilação do DNA são predominantemente consequência, e não causa, da obesidade.[2]

Em segundo lugar, vale destacar que fatores de risco socioeconômicos e ambientais para obesidade e risco cardiovascular atuam concomitantemente em nível familiar (p. ex., hábitos de alimentação, sono, uso de telas e atividade física dos pais), comunitário (p. ex., creches e escolas, acesso a parques, espaços verdes, transporte público e pontos de venda de alimentos) e sociopolítico (p. ex., políticas governamentais, indústria de alimentos, *marketing* de alimentos, políticas e subsídios agrícolas).[6]

Estilo de vida dos pais

Padrões de estilo de vida dos pais no período pré-concepcional e na gestação associam-se com o risco de sobrepeso e obesidade do filho, contribuindo de forma sinérgica e cumulativa para o desenvolvimento da obesidade. Um estudo recente descreveu padrões de estilo de vida parentais associados a um maior risco de excesso de peso e obesidade após 5 anos. A combinação de comportamentos de "alto nível de tabagismo dos pais, baixa qualidade da dieta materna e alto nível de comportamento sedentário materno" foi associada a um maior risco de excesso de peso e obesidade após 5 anos e ao escore-Z do IMC para idade em qualquer idade,[14] independentemente do IMC dos pais, e teve relação com recuperação precoce de adiposidade na infância (*adiposity rebound*), que é um preditor de excesso de peso futuro.[14]

Índice de massa corporal dos pais

A ligação observada entre o aumento de IMC dos pais e o aumento do IMC da prole pode ser resultante da genética compartilhada, do ambiente compartilhado, de um efeito intrauterino direto do IMC materno ou de uma combinação desses fatores. Uma metanálise recente, que incluiu mais de 162 mil pares de mães e filhos de 37 estudos de coorte em países de alta renda, revelou que o IMC materno pré-concepcional e o ganho de peso gestacional mais elevados foram associados ao maior risco de sobrepeso/obesidade na infância, sendo essa associação mais forte durante a adolescência, entre 10 e 18 anos.[15] Alguns estudos mostram efeitos maiores do IMC materno do que do paterno, indicando um possível mecanismo causal intrauterino da obesidade materna, mas há evidências crescentes de efeitos maternos e paternos semelhantes.[2]

Crescimento no início da vida

As trajetórias de crescimento nas fases mais precoces da vida são determinantes da adiposidade em estágios posteriores. Dessa forma, o rápido ganho de peso na primeira infância associa-se à obesidade na adolescência. Além disso, a idade mais precoce na fase de recuperação da adiposidade, o IMC mais baixo atingido entre 4 e 7 anos de idade, associa-se a IMC mais alto na adolescência e na idade adulta.[2]

Nível de atividade física

A atividade física desde a infância e durante a adolescência associa-se a benefícios físicos e psicológicos a curto e longo prazo. Estudos apontam que os hábitos de atividade física adquiridos na adolescência podem predizer o nível de atividade física na idade adulta.[11] A inatividade física tem sido apontada por diversos estudos como um fator decisivo na atual epidemia global de sobrepeso e obesidade em todas as faixas etárias.[10]

Alimentação e comportamentos alimentares

Há uma forte associação entre os maus hábitos alimentares de crianças e jovens brasileiros e o excesso de peso.[10] Os fatores dietéticos que contribuem para o risco de obesidade em adolescentes incluem o consumo excessivo de alimentos de alta densidade energética, alto consumo de bebidas adoçadas com açúcar, o *marketing* onipresente desses alimentos e de *fast-foods*. O efeito de hábitos alimentares específicos (p. ex., fazer lanches frequentes, pular o café da manhã, fazer jejum intermitente, não comer junto com a família, intervalo de tempo entre a primeira e a última refeição diária), dietas específicas (dieta mediterrânea, dieta nórdica, dieta vegetariana),[16] probióticos,[16] tamanho das porções, velocidade da alimentação e ingestão de macronutrientes e micronutrientes específicos no desenvolvimento da obesidade ainda não está claro, embora todos possam ser importantes.[6]

Tempo de telas

A exposição a telas, ou o tempo de telas, influencia o risco de obesidade em adolescentes por meio do aumento da exposição ao *marketing* de alimentos, do hábito de comer sem pensar enquanto se assiste às telas, do deslocamento do tempo gasto em mais atividade física, do reforço de comportamentos sedentários e da redução do tempo de sono.[6]

Experiências adversas na infância

Os indivíduos expostos a experiências adversas na infância podem sofrer alterações em processos imunológicos, metabólicos e epigenéticos que resultam em maior risco de obesidade. Quanto maior for o número de experiências adversas vividas – divórcio, violência doméstica, negligência, violência sexual, perda de um dos pais, racismo, entre outras – maior será o risco de obesidade.[8]

Condições médicas e uso de medicamentos

Na minoria dos adolescentes com excesso de peso, o desenvolvimento da obesidade pode ser secundário a uma série de doenças orgânicas e condições médicas subjacentes e tratáveis, incluindo distúrbios endocrinológicos (p. ex., hipotireoidismo, deficiência de hormônio do crescimento) e lesões no sistema nervoso central (p. ex., tumores, danos hipotálamo-hipofisários decorrentes de cirurgia ou trauma). Além disso, não é infrequente o ganho de peso excessivo como efeito adverso de diversos agentes farmacológicos, incluindo glicocorticoides, alguns antiepilépticos (p. ex., valproato de sódio), insulina e, principalmente, os antipsicóticos atípicos (p. ex., risperidona, olanzapina, clozapina), cujo uso tradicional no tratamento de transtornos psicóticos disseminou-se amplamente na faixa etária pediátrica como tratamento dos sintomas de transtornos do neurodesenvolvimento.[6]

Diagnóstico da obesidade na adolescência

Anamnese

O diagnóstico do adolescente com obesidade começa com uma anamnese minuciosa, incluindo o interrogatório sobre todos os sistemas, e um exame físico completo. Tal como outras doenças crônicas, a avaliação exaustiva sobre determinados aspectos da história clínica e do exame físico é necessária para o reconhecimento das complexas influências genéticas e ambientais da obesidade.[8] À semelhança da estrutura da consulta de hebiatria, a entrevista do adolescente com obesidade pode incluir um momento em que o pediatra e o paciente conversam sem a presença dos pais ou responsáveis, se o adolescente se sentir confortável. Na anamnese, recomenda-se que as perguntas sejam amplas e abertas, a fim de se identificar o nível de preocupação com o peso ou o crescimento do adolescente, o nível de engajamento e motivação para mudanças. O interrogatório deve resgatar a trajetória de ganho de peso ao longo da infância a partir de informações sobre o momento de início do aumento excessivo de peso e a manutenção do incremento de peso ao longo do tempo, bem como sobre tentativas anteriores de controle do peso. Ainda, deve incluir o interrogatório sobre aumento de peso materno durante a gravidez, fatores pré-natais da saúde dos pais que predispõem à obesidade, passando, então, para a investigação de fatores de risco que incidem sobre a primeira infância e, mais tarde, sobre a adolescência. Embora o ambiente partilhado, os determinantes sociais e o estresse possam contribuir para a obesidade numa mesma família, uma história familiar de obesidade também pode fornecer uma pista para a suscetibilidade genética à obesidade – especialmente se a história familiar incluir obesidade grave que resulte em cirurgia bariátrica ou obesidade grave presente em vários membros da família e gerações. No interrogatório sobre os diversos aparelhos, além dos temas habitualmente tratados, o pediatra deve valorizar dados como: respiração oral, roncos, paradas respiratórias durante o sono, sibilância, fadiga aos esforços; alterações na pele; resposta vacinal; dor ou edema em articulações dos membros inferiores; dor abdominal, retroesternal; hábito intestinal; alterações menstruais; perturbações do sono e alterações comportamentais.[3]

Como parte da anamnese, que pode ser complementada pela avaliação nutricional realizada pela nutricionista, a investigação de hábitos alimentares e estilo de vida da família permitirá identificar os recursos e os obstáculos particulares a cada adolescente e à sua família. Dados como rotina e horários das refeições, local das refeições, compartilhamento das refeições em família, hábitos alimentares dos pais, comportamentos durante as refeições – como comer à mesa, comer com ou sem telas – são importantes na avaliação dos fatores que contribuem para o aumento de peso e que são potenciais alvos de tratamento. Além disso, deve-se investigar a relação da família com a comida – por exemplo, a comida é uma recompensa comum? Como a comida é utilizada nas celebrações? Existe pressão para que a criança coma? É possível avaliar a ingestão alimentar a partir da avaliação de aspectos como frequência de refeições fora de casa e de consumo de bebidas açucaradas; tamanho de porções; hábitos de pular refeições, beliscar, tomar café da manhã; frequência de consumo de fruta e legumes. Sobre a atividade física, é importante quantificar o tempo sedentário, especialmente o tempo de tela e de lazer não ativo, bem como o nível de esforço na prática atividade física, caracterizado por aceleração do pulso, sudorese, aumento da frequência respiratória e dificuldade para falar.

Ainda, a revisão de medicamentos utilizados pode revelar substâncias associadas ao aumento de peso, como antipsicóticos atípicos, antidepressivos e anticonvulsivantes.

Exame físico

O exame físico requer atenção especial aos sinais presentes em adolescentes com obesidade, especialmente os que apontam para complicações e comorbidades associadas ou causas subjacentes (Quadro 6.1).

Quadro 6.1 – Achados do exame físico em crianças e adolescentes com obesidade.

	Achado do exame físico	*Definição*	*Condições associadas*
Sinais vitais	Hipertensão	PAS ou PAD ≥ p 95 em pelos menos 3 aferições	SAOS, HA essencial, síndrome de Cushing, doença cardiovascular, nefropatia
	Aumento de FC	FC acima do LS para idade	Febre, anemia, dor, ansiedade
Antropometria	Alteração de velocidade de crescimento	Aumento rápido e precoce da velocidade de crescimento	Constitucional, puberdade precoce, tumor de glândula pituitária
		Aceleração da idade óssea	
		Baixa estatura para idade	
	Alteração de ganho de peso	Aumento precoce de peso < 5 anos	Hiperalimentação, doenças genéticas, medicamentos
Cáries dentárias			
Bócio			Alteração tireoideana
Tórax	Ginecomastia	> 2 cm de tecido mamário em meninos	Hipogonadismo, hiperprolactinemia, hepatopatia crônica, medicamentos
	Gibosidade cervical	Tecido adiposo fibroso na parte superior das costas e na parte inferior do pescoço	Exposição a corticosteroides endógenos (síndrome de Cushing) ou exógenos
	Taquipneia ou dispneia	FR acima do LS para idade, com sinais de esforço, chiado, estridor	Asma, insuficiência cardíaca congestiva, infecção
Gastrointestinal	Hepatomegalia	Bordo do fígado palpável abaixo do rebordo costal direito > 2 cm em crianças	Doença hepática não alcoólica, hepatite, doenças do trato biliar
	Dor	Dor em quadrante superior direito	Colelitíase
Genitourinário	Pênis encoberto por tecido adiposo	Acúmulo de gordura suprapúbica causa a impressão de curta extensão peniana	Micropênis
	Oligomenorreia, menarca precoce		
	Assaduras e dermatite		Incontinência urinária

(Continua)

Quadro 6.1 – Achados do exame físico em crianças e adolescentes com obesidade. (*Continuação*)

	Achado do exame físico	***Definição***	***Condições associadas***
Musculoesquelético	Lordose	Deformidade do tronco associada a adaptações posturais	Doenças genéticas
	Dor em membros		
	Genu varum ou *valgum*	Joelhos separados lateralmente (varo) ou próximos para dentro (valgo)	Doenças do colágeno, raquitismo, síndrome da hipermobilidade articular
	Pés planos		
	Dor quadril	Dor intensa em quadril, vigília, coxa e/ou joelhos, sem história de trauma; dor com rotação externa do quadril, limitação da rotação interna e marcha antálgica	Epifisiólise femoral
Cutâneo	Acantose *nigricans*	Pele espessada e mais escura, ocasionalmente pruriginosa na nuca, axilas, menos frequentemente, virilhas, pálpebras, dorso das mãos e outras áreas expostas à fricção	Resistência insulínica, medicamentos, síndrome metabólica
	Hisurtismo e acne	Aumento da quantidade de pelos no corpo da menina em locais comuns ao menino	Síndrome de Cushing, síndrome dos ovários policísticos, hiperandrogenismo
	Estrias	Faixas lisas lineares, normalmente simétricas, de pele atrófica que inicialmente parecem eritematosas, progredindo para púrpura e depois para branco	Síndrome de Cushing
	Intertrigo	Placas maceradas e eritematosas nas pregas cutâneas	Infecções, doenças metabólicas
	Hidradenite supurativa	Nódulos inflamados ou cistos profundos flutuantes em regiões intertriginosas, como axila e virilha	

PAS: pressão arterial sistólica; PAD: pressão arterial diastólica; FC: frequência cardíaca; SAOS: síndrome da apneia obstrutiva do sono; HA: hipertensão arterial; LS: limite superior; FR: frequência respiratória.

Fonte: Hampl SE, Hassink SG, Skinner AC et al. Clinical Practice Guideline for the Evaluation and Treatment of Children and Adolescents With Obesity. Pediatrics. 2023;151(2): e2022060640.

Antropometria

A avaliação do estado nutricional dos adolescentes é complexa em função das alterações na composição corporal resultantes da puberdade que ocorrem nessa fase, com aumento de depósito de gorduras em meninas e de massa muscular em meninos. O IMC (peso/altura^2; kg/m^2) é usado como uma medida indireta da gordura corporal em crianças e adolescentes. É calculado a partir das medidas de peso e estatura realizadas no exame físico e precisa ser comparado com curvas de referência populacionais ajustadas para sexo e idade. Após essas etapas, é imprescindível selecionar critérios para interpretação do resultado encontrado. O critério IMC para idade (IMC/I) é uma ferramenta de triagem conveniente (Tabela 6.1). Recomenda-se fazer o rastreio anual da obesidade em adolescentes a partir do cálculo do IMC e da utilização das curvas antropométricas de referência. Isso é particularmente importante porque os pacientes – incluindo os adolescentes –, muitas vezes, não percebem o excesso de peso como um problema de saúde e as famílias e os pediatras também tendem a subestimar o peso anormal, mesmo na presença de obesidade grave.

Tabela 6.1 – Classificação do estado nutricional de acordo com IMC/Idade por percentil e escore-Z.[18]

Percentil	*Escore-Z*	*5 a 20 anos incompletos*
> 85 e ≤ 97	> +1 e ≤ +2	Sobrepeso
> 97 e ≤ 99,9	> +2 e ≤ +3	Obesidade
> 99,9	> +3	Obesidade grave

Fonte: Sociedade Brasileira de Pediatria – Departamento de Nutrologia. Obesidade na infância e adolescência – Manual de Orientação/Sociedade Brasileira de Pediatria. Departamento Científico de Nutrologia. 3. ed. São Paulo: SBP. 2019. 236 p.

Algumas das ferramentas disponíveis para medidas de gordura corporal são propensas a baixa confiabilidade, como as análises de impedância corporal (alta variação diária e dependente do nível de consumo de líquidos) e a espessura da dobra cutânea (grande variação interobservador), ou são mais caras e invasivas, como a ressonância magnética e a tomografia computadorizada.[2]

Diagnóstico diferencial

Em menos de 2% de crianças e adolescentes, o peso elevado é causado por doenças primárias. Entretanto, doenças orgânicas tratáveis devem ser excluídas em jovens com obesidade. Crianças com causas genéticas de obesidade podem apresentar características clínicas como baixa estatura, características dismórficas, atraso significativo no desenvolvimento puberal, defeitos esqueléticos, surdez, alterações na retina ou deficiência intelectual. Segundo revisão recente, em uma criança em crescimento com velocidade de crescimento normal, um IMC normal aos 2 anos de idade e desenvolvimento cognitivo normal, não são necessárias outras etapas de diagnóstico para excluir doenças primárias.[2] A práticas rotineira de dosagem de hormônios tireoidianos não é recomendada; da mesma forma, estrias, lipomastia, pênis encoberto e ligeiros desvios de idade de início do desenvolvimento puberal são achados clínicos que não requerem investigação adicional.[2]

No momento de comunicar o diagnóstico de excesso de peso e obesidade para a família e para o adolescente, algumas estratégias ajudam a diminuir o efeito do preconceito e do estigma, como a utilização de palavras neutras (p. ex.,"IMC" ou "excesso de peso" em vez de "gordo" ou "rechonchudo") e a utilização de uma linguagem que dê prioridade à pessoa (ou seja, "um adolescente com peso elevado" ou "um adolescente com obesidade" em vez de "um adolescente obeso"). A comunicação deve ser contínua, empática e deve demonstrar apoio durante o diagnóstico e o tratamento da obesidade, caso contrário o adolescente e a família não continuarão a procurar ajuda caso se sintam discriminados.[8]

Diagnóstico das comorbidades relacionadas à obesidade na adolescência

As comorbidades relacionadas à obesidade são mais prováveis em adolescentes e naqueles com obesidade grave.[2] O aumento do IMC, especialmente na adolescência, está associado a um risco maior de problemas de saúde e distúrbios metabólicos. Complicações associadas à obesidade incluem doença cardíaca coronariana, asma, síndrome da apneia obstrutiva do sono (ela própria associada a distúrbios metabólicos), complicações ortopédicas e uma série de transtornos psiquiátricos, incluindo depressão.[2] Entre os fatores de risco cardiovascular já reconhecidos, estão aqueles que compõem a chamada síndrome metabólica (SM). Estão associados à SM a circunferência da cintura (CC) elevada, o colesterol ligado à lipoproteína de alta densidade – *high density lipoprotein* (HDL-c) baixo; a pressão arterial sistêmica, os triglicerídeos e a glicemia elevados. A prevalência de síndrome metabólica entre 37.504 adolescentes do estudo ERICA foi 2,6%; apesar de a prevalência da SM ter sido baixa, as altas prevalências de alguns componentes que compõem a SM tornam importante o diagnóstico precoce dessas alterações, mesmo que não agrupadas na SM.[17] Resultados desse mesmo estudo mostraram que quase um quinto da prevalência de hipertensão arterial em adolescentes escolares pode ser atribuída à obesidade no Brasil. Em números absolutos, cerca de 200 mil adolescentes brasileiros não seriam hipertensos se não fossem adolescentes com obesidade.[13]

A triagem de fatores de risco cardiometabólicos, como diabetes *mellitus* tipo 2 (DM2), dislipidemia, e hipertensão arterial sistêmica (HAS); e a avaliação para doença hepática gordurosa não alcoólica (DHGNA) são recomendadas em adolescentes com excesso de peso e obesidade. A última diretriz da Academia Americana de Pediatria (APP) recomenda a avaliação de alterações do perfil lipídico, do metabolismo da glicose e da função hepática a partir dos 10 anos de idade em adolescentes com obesidade.[8] Em casos de adolescentes com sobrepeso, a mesma diretriz recomenda a avaliação de alterações de perfil lipídico mesmo na ausência de fatores de risco adicionais e, ainda, que a avaliação do metabolismo da glicose e da função hepática pode ser realizada na presença de fatores de risco para DM2 ou DHGNA[8] (Tabela 6.2). Por sua vez, a medida da pressão arterial deve ser realizada em todas as consultas de adolescentes com sobrepeso e obesidade, independentemente de fatores de risco.

Tabela 6.2 – Fatores de risco para DM2 e DHGNA em adolescentes com sobrepeso.[8]

Diabetes mellitus tipo 2	***Doença hepática gordurosa não alcóolica***
Histórico diabetes gestacional	Adiposidade central
Histórico familiar DM2	Histórico familiar DM2, doença cardíaca precoce
Acantose *nigricans*	Acantose *nigricans*, HAS
Medicamentos obesogênicos	Apneia do sono

Fonte: Hampl et al., 2023.

Por fim, vale destacar a recomendação de avaliação anual de adolescentes com obesidade com 12 anos ou mais para sintomas de depressão[8] e a monitoração contínua para transtornos alimentares. O pediatra pode utilizar ferramentas psicométricas de triagem e realizar o encaminhamento ao psiquiatra da infância e adolescência na suspeita de problemas de saúde mental.

Tratamento do adolescente com obesidade

Recentemente, a AAP publicou novas diretrizes para a avaliação e o acompanhamento de crianças e adolescentes com obesidade,[8] trazendo à luz estratégias que incluem uso de linguagem não estigmatizante, aconselhamento de mudança de comportamento centrado no paciente, criação de ambiente clínico seguro e acolhedor que acomode todos os tamanhos de corpo, realização de triagem para detectar sinais de *bullying* e comorbidades psiquiátricas.[6] Estratégias comportamentais com foco na diminuição no consumo total de calorias, diminuição do tempo sedentário e aumento de atividade física são as bases para o manejo da obesidade pediátrica.[3] Em adolescentes, em particular, as terapias adjuvantes podem ser valiosas, como terapias dietéticas mais intensivas, farmacoterapia e cirurgia bariátrica. Ainda, dado que a obesidade é uma doença crônica com efeitos cumulativos e progressivos ao longo do tempo, uma abordagem longitudinal para a identificação e o tratamento deve começar o mais cedo possível e ter continuidade durante a infância, a adolescência e a idade adulta jovem, com a transição para os cuidados na vida adulta.[8] Evidências crescentes apontam que intervenções focadas na abordagem familiar e multicomportamental têm um impacto maior do que intervenções centradas em único comportamento.[14] As metas para a perda de peso devem ser determinadas pela idade da criança, gravidade da obesidade e presença de comorbidades. A manutenção do peso pode ser uma meta apropriada para crianças com obesidade leve, pois o IMC diminuirá com o crescimento. Em contrapartida, a perda de peso é recomendada em crianças com obesidade grave na presença de comorbidades.[3]

Considerando-se a perspectiva ecológica da obesidade, as ações de combate ao ambiente obesogênico devem ser implantadas a nível familiar, comunitário, social, político e publicitário, envolvendo pediatras e outros profissionais da saúde (p. ex., nutricionistas, psicólogos, enfermeiros, especialistas em exercício físico e assistentes sociais), famílias, escolas, comunidades e políticas de saúde.[8] Atualmente, o tratamento intensivo do comportamento saudável e do estilo de vida (TICSEV) é a abordagem de escolha para a redução da massa corporal ou a atenuação do aumento excessivo de peso nas crianças e adolescentes. Trata-se de uma abordagem que envolve visitas de frequência e intensidade suficientes para favorecer hábitos alimentares e de prática de atividade física mais saudáveis e sustentados. Os programas TICSEV mais eficazes proporcionam 26 ou mais horas de aconselhamento familiar presencial sobre nutrição e atividade física durante um período mínimo de 3 a 12 meses.[8] Fatores que atuam como facilitadores do sucesso do tratamento são: longitudinalidade; empatia; tratamento baseado na família; frequência igual ou maior que 26 horas presenciais por 3 a 12 meses; abordagem multidisciplinar; alinhamento de expectativas sobre os resultados do tratamento; início precoce; uso de comunicação não estigmatizante; estratégias para desenvolver autonomia e autocontrole; engajamento e colaboração da família.

Tratamento dietoterápico

O "Comitê Norte-Americano especialista em avaliação, prevenção e tratamento de sobrepeso e obesidade infantil e no adolescente" recomenda uma abordagem em estágios para o manejo do peso em crianças.[18] No estágio 1, as metas são a manutenção de peso e o ajuste do IMC. Esse estágio do tratamento consiste em mudanças dietéticas e atividade física, incluindo o consumo de cinco porções de frutas e legumes por dia, aumento do número de refeições em família, limitação de refeições em restaurantes, especialmente *fast-food*, eliminação do consumo ou mínimo consumo de bebidas açucaradas, limitação de atividades sedentárias e tempo de telas e realização de 60 minutos diários de atividade física moderada a vigorosa, associada à atividade vigorosa para ganho de massa muscular três vezes por semana. Se não houver melhora no IMC em 3 a 6 meses, o tratamento avança para o estágio 2, que inclui a ingestão de alimentos com baixa densidade energética e dieta balanceada, realização de refeições estruturadas, atividade física supervisionada de 60 minutos por dia, 1 hora ou menos de tempo de telas por dia e aumento de monitoramento de refeições e atividade física por meio de recordatórios. De acordo com a resposta ao tratamento, deve-se avaliar a necessidade de seguir para o próximo estágio, o estágio 3, que se caracteriza por acompanhamento com equipe multidisciplinar com experiência em obesidade infantil, incluindo nutricionista, com retornos semanais por 8 a 12 semanas, seguidos por retornos mensais. Crianças com resposta inadequada ao estágio 3 do tratamento, com riscos aumentados de saúde e baixa motivação, devem ser direcionadas para o estágio 4. Esse último estágio é limitado a poucos pacientes pediátricos, incluindo aqueles com obesidade grave, risco de comorbidades e falha em reduzir adiposidade com outras estratégias terapêuticas. Consiste em dieta com restrição calórica, uso de medicamentos e/ou a cirurgia bariátrica.

Tratamento medicamentoso

Os medicamentos utilizados para perda de peso foram desenvolvidos para serem utilizados em conjunto com modificações no estilo de vida, como hábitos alimentares e prática de atividade física, e não isoladamente.[3] A grande maioria dos medicamentos antiobesidade atua no sistema nervoso central (SNC), como sibutramina, orlistate, liraglutide.[3] Recentemente, a semaglutida foi aprovada para o tratamento de adolescentes com mais de 12 anos. Alguns medicamentos têm ação indireta sobre a obesidade, como os inibidores seletivos da recitação da serotonina, o topiramato e a ritalina (metilfenidato). É importante salientar que, no Brasil, o único medicamento liberado para o tratamento da obesidade em adolescentes é a liraglutida, indicada para jovens com idade entre 12 e 17 anos. Entretanto, uma intervenção terapêutica com medicamentos pode ser utilizada de forma limitada na população pediátrica quando existe ao menos uma comorbidade associada à obesidade grave ou casos de obesidade grave em que tentativas anteriores de tratamento com mudanças de estilo de vida não tiveram sucesso.

As limitações e barreiras ao tratamento medicamentoso incluem fatores múltiplos associados à obesidade, alta frequência de efeitos adversos e altas taxas de recaídas e reganho de peso após interrupção do tratamento.

Tratamento cirúrgico

Apesar de intervenções comportamentais e mudanças de estilo de vida serem eficazes para um grupo de pacientes, os resultados atingidos por meio dessas modalidades de intervenção são desanimadores para a maior parte dos adolescentes com obesidade grave.[18] Para o tratamento dessa população emergente e vulnerável, as evidências científicas mais recentes apoiam a Cirurgia Bariátrica e Metabólica (CBM) como primeira escolha, podendo ser associado o tratamento farmacológico quando necessário.[18] Segundo a última diretriz publicada pela Federação Internacional para a Cirurgia da Obesidade e Distúrbios Metabólicos (IFSO) e pela Sociedade Americana de Cirurgia Metabólica e Bariátrica (ASMBS), a CBM é segura na população com menos de 18 anos e resulta em perda de peso duradoura e melhora nas comorbidades associadas.[18] A AAP e a ASMBS recomendam que se considere a CBM em crianças e adolescentes conforme os critérios da Tabela 6.3. É importante mencionar que, como a CBM não afeta negativamente o desenvolvimento puberal ou o crescimento linear, um estágio específico de Tanner e a idade óssea, assim como tentativas anteriores de perda de peso, não deveriam ser obstáculos para a indicação de CBM em adolescentes.[19] No Brasil, as novas diretrizes internacionais estão sendo estudadas por especialistas. Até o momento, segue vigente a resolução do Conselho Federal de Medicina (CFM) n. 2.131/2015, que determina que: adolescentes com 16 anos completos e menores de 18 anos poderão ser operados, com precauções especiais; um pediatra deve estar presente na equipe multiprofissional; deve haver concordância dos responsáveis legais; deve ser observada a consolidação das cartilagens das epífises de crescimento dos punhos; com o risco-benefício devendo ser muito bem analisado.[20]

Tabela 6.3 – Indicações e contraindicações para a CBM em adolescentes (IFSO/ASMBS/AAP).[8,18,19]
Indicações
• IMC ≥ 35 kg/m² ou IMC ≥ 120% do 95° percentil (obesidade classe II OMS) + com comorbidades (SAOS, DM2, hipertensão intracraniana idiopática, DHGNA, alterações ortopédicas, DRGE ou hipertensão arterial) • IMC ≥ 40 ou IMC ≥ 140% do 95° percentil (obesidade classe III OMS) • A equipe multidisciplinar deve considerar se o paciente e sua família têm capacidade e motivação para aderir ao tratamento pré e pós-operatório, incluindo o uso regular de suplementação de micronutrientes
Contraindicações
• Obesidade causada por uma condição médica tratável • Transtorno por uso de substâncias (no último ano) • Condição médica, psiquiátrica, cognitiva ou social que impeça a adesão ao tratamento medicamentoso e dietético no período pós-operatório • Gestação atual ou planejada nos próximos 12 a 18 meses do procedimento

IFSO: Federação Internacional para a Cirurgia da Obesidade e Distúrbios Metabólicos; ASMBS: Sociedade Americana de Cirurgia Metabólica e Bariátrica; IMC: índice de massa corporal; OMS: Organização Mundial da Saúde; DHGNA: doença hepática gordurosa não alcóolica; DRGE: doença do refluxo gastroesofágico; CBM: cirurgia bariátrica e metabólica.

Fonte: Hampl et al., 2023; Eisenberg et al., 2022; Pratt JSA et al., 2018.

Atualmente, a gastrectomia vertical (*sleeve gastrectomy* em inglês) realizada por vídeo laparoscopia é a técnica mais realizada por serviços especializados em cirurgia para adolescentes. Já o papel de terapias alternativas e do balão intragástrico no manejo do peso e das comorbidades de adolescentes com obesidade grave ainda é pouco compreendido. Apesar de a agência norte-americana Food and Drug Administration (FDA) não incluir a população pediátrica entre as indicações de uso do balão intragástrico, pode haver algum benefício desse procedimento quando a CBM precisa ser adiada por algum problema de saúde do paciente ou quando for contraindicada (p. ex., antes de procedimentos ortopédicos, quando a anatomia não é favorável para a CBM).[19]

Referências bibliográficas

1. São Paulo (SP). Secretaria Municipal da Saúde. Coordenação de Epidemiologia e Informação – CEInfo. Boletim ISA Capital 2015, n. 6, 2017: Estado nutricional da população da cidade de São Paulo. São Paulo: CEInfo, 2017, 83 p.
2. Lister NB, Baur LA, Felix JF, Hill AJ, Marcus C, Reinehr T et al. Child and adolescent obesity. Nature Reviews Disease Primers [Internet]. 2023 May 18;9(1):1-19.
3. Sociedade Brasileira de Pediatria – Departamento de Nutrologia. Obesidade na infância e adolescência – Manual de Orientação/Sociedade Brasileira de Pediatria. Departamento Científico de Nutrologia. 3. ed. – São Paulo: SBP. 2019. 236 p.
4. World Health Organization. WHO acceleration plan to stop obesity [Internet]. 2023. Disponível em: https://www.who.int/publications/i/item/9789240075634. Acesso em: 24 ago. 2023.
5. International Classification of Diseases Eleventh Revision (ICD-11). Geneva: World Health Organization; 2022.
6. Jebeile H, Kelly AS, O'Malley G, Baur LA. Obesity in children and adolescents: epidemiology, causes, assessment, and management. The Lancet Diabetes & Endocrinology. 10 mar. 2022(5).
7. Kelly AS, Barlow SE, Rao G et al. Severe obesity in children and adolescents: identification, associated health risks, and treatment approaches: a scientific statement from the American Heart Association. Circulation. 20;128:1689-1712.
8. Hampl SE, Hassink SG, Skinner AC et al. Clinical Practice Guideline for the Evaluation and Treatment of Children and Adolescents With Obesity. Pediatrics. 2023;151(2): e2022060640.
9. Global Atlas on Childhood Obesity [Internet]. World Obesity Federation. 2019. Disponível em: https://www.worldobesity.org/membersarea/global-atlas-on-childhood-obesity. Acesso em: 24 ago. 2023.
10. Niehues JR, Gonzales AI, Lemos RR, Bezerra PP, Haas P. Prevalence of Overweight and Obesity in Children and Adolescents from the Age Range of 2 to 19 Years Old in Brazil. International Journal of Pediatrics. 2014:1-7.
11. Pesquisa nacional de saúde do escolar: 2015/IBGE, Coordenação de População e Indicadores Sociais. Rio de Janeiro: IBGE, 2016. 132 p. Convênio: Ministério da Saúde, com apoio do Ministério da Educação Inclui bibliografia e glossário. ISBN 978-85-240-4387-1.
12. IBGE, Instituto Brasileiro de Geografia e Estatística. Pesquisa de Orçamentos Familiares 2008-2009 (Antropometria e estado nutricional de crianças, adolescentes e adultos no Brasil). 2010, Disponível em: http://www.ibge.gov.br/home/presidencia/noticias/imprensa/ ppts/0000000108.pdf. Acesso em: 24 ago. 2023.
13. Bloch KV, Klein CH, Szklo M, Kuschnir MCC, Abreu GA, Barufaldi LA et al. ERICA: prevalências de hipertensão arterial e obesidade em adolescentes brasileiros. Rev Saude Publica. 2016; 50(supl 1):9s.
14. Lecorguillé M, Schipper MC, O'Donnell A, Aubert AM, Tafflet M, Gassama M et al. (2023). Impact of parental lifestyle patterns in the preconception and pregnancy periods on childhood obesity. Front. Nutr. 10:1166981. doi: 10.3389/fnut.2023.1166981.
15. Voerman E, Santos S, Patro GB, Amiano P, Ballester F, Barros H et al. (2019). Maternal body mass index, gestational weight gain, and the risk of overweight and obesity across childhood: An individual participant data meta-analysis. PLoS Med 16(2): e1002744. https://doi.org/10.1371/journal.pmed.1002744.

16. Verduci E, Bronsky J, Embleton N, Gerasimidis K, Indrio F, Köglmeier J et al.; ESPGHAN Committee on Nutrition. Role of Dietary Factors, Food Habits, and Lifestyle in Childhood Obesity Development: A Position Paper From the European Society for Paediatric Gastroenterology, Hepatology and Nutrition Committee on Nutrition. J Pediatr Gastroenterol Nutr. 2021 May 1;72(5):769-783. doi:10.1097/MPG.0000000000003075. PMID: 33720094; PMCID: PMC9770153.
17. Kuschnir MCC, Bloch KV, Szklo M, Klein CH, Barufaldi LA, Abreu GA et al. ERICA: prevalência de síndrome metabólica em adolescentes brasileiros. Rev Saude Publica. 2016;50(supl 1):11s.
18. Eisenberg D, Shikora SA, Aarts E, Aminian A, Angrisani L, Cohen RV et al. 2022. American Society of Metabolic and Bariatric Surgery (ASMBS) and International Federation for the Surgery of Obesity and Metabolic Disorders (IFSO) Indications for Metabolic and Bariatric Surgery. Obesity Surgery [Internet]. 7 nov 2022; Available from: https://pubmed.ncbi.nlm.nih.gov/36336720/.
19. Pratt JSA, Browne A, Browne NT, Bruzoni M, Cohen M, Desai A et al. ASMBS pediatric metabolic and bariatric surgery guidelines, 2018. Surgery for Obesity and Related Diseases. 2018 Jul;14(7):882-901. https://doi.org/10.1016/j.soard.2018.03.019.
20. Resolução CFM n. 2.131/2015. Publicada no DOU em 13 de jan. 2016, seção I, p. 66. Disponível em: https://sistemas.cfm.org.br/normas/arquivos/resolucoes/BR/2015/2131_2015.pdf. Acesso em: 30 ago. 2023.

Capítulo 7

Impactos da gravidez precoce

Elizete Prescinotti Andrade
Carlos Alberto Landi

Mariana, de 15 anos, vive com a filha, Alice, de 4 meses, os pais e os dois irmãos mais novos na periferia de uma grande cidade. Ela cursava o 9º ano quando engravidou de seu então namorado, que a deixou logo depois. Mariana abandonou a escola porque sofria muito bullying por estar grávida e por ter tido pré-eclâmpsia no último trimestre, necessitando de internação. 'Minha barriga começou a crescer e todos na escola diziam que eu era a menina que engravidou e acabou com a vida; não poderia mais estudar porque não teria tempo. Eu não queria ter sido mãe, sonhava em trabalhar no shopping, agora não arrumo emprego, dependo dos meus pais e me preocupo com a Alice'.

A gravidez precoce pertence ao âmbito de ação da Pediatria, tanto em relação à sua prevenção como ao acompanhamento da adolescente e de seu filho até o final da adolescência de ambos. O obstetra pode somente tentar prevenir a segunda gravidez. O pediatra precisa conversar com a família e com as/os adolescentes sobre como uma gravidez antes dos 20 anos impactará a todos, inclusive aos filhos desses adolescentes. Por isso, achamos importante, neste capítulo, pontuar a intrincada relação entre fatores socioeconômicos e biológicos que permeiam a adolescência e atuam como causa ou consequências de uma gravidez precoce.

A gravidez precoce, definida como aquela que ocorre antes dos 20 anos, planejada ou não, desejada ou não, é um problema complexo de Saúde Pública, pois está vinculada a uma fase da vida da mulher em que as mudanças físicas e psíquicas e as aquisições acadêmicas definirão seu futuro. Além disso, expõe as normas culturais e socioeconômicos de uma sociedade de forma contundente e tem poder de influenciar transgeracionalmente o desempenho econômico dessa sociedade. Embora afete o pai adolescente também, o efeito mais negativo recai sobre a mãe adolescente, seus filhos e sua família.

Para a Organização Pan-Americana de Saúde (OPAS/OMS),[1] a gravidez precoce continua sendo um dos principais fatores que contribui para a mortalidade materna e infantil e para o ciclo de doenças e pobreza. Nos países em desenvolvimento, 21 milhões de adolescentes engravidam entre 15 e 19 anos todos os anos e aproximadamente 12 milhões dão à luz. Além disso, estima-se que por ano, 777 mil adolescentes com menos de 15 anos tenham filhos. 777 mil bebês são filhos de meninas com menos de 15 anos.[2] Embora a taxa de fecundidade específica geral estimada para adolescentes tenha diminuído nos últimos 20 anos,[2] o número real de nascimentos mostrou apenas um pequeno declínio.[2] As maiores taxas de fertilidade ocorrem em comunidades marginalizadas, impulsionadas pela pobreza, baixa escolaridade e desemprego.[2]

Prevalência de gravidez precoce no Brasil

Em um estudo realizado no Brasil com dados de 2000 a 2019, a porcentagem de nascidos vivos de mães adolescentes (10 a 19 anos) diminuiu 37,2% ou seja, de 23,4% em 2000 para 14,7% em 2019 em todas as regiões[3] (Figura 7.1).

O índice de fecundidade diminuiu de 80,9% para 48% em todos os estados entre as mães de 15 a 19 anos. As regiões Sudeste e Sul apresentaram níveis abaixo da média brasileira (ou seja, 38,2% e 39%, respectivamente). Amazonas e Maranhão apresentaram aumento nas taxas, na faixa etária de 10 a 14 anos. A proporção de nascidos vivos apresentou tendência inversamente proporcional ao escore do índice de desenvolvimento humano (IDH)[3].

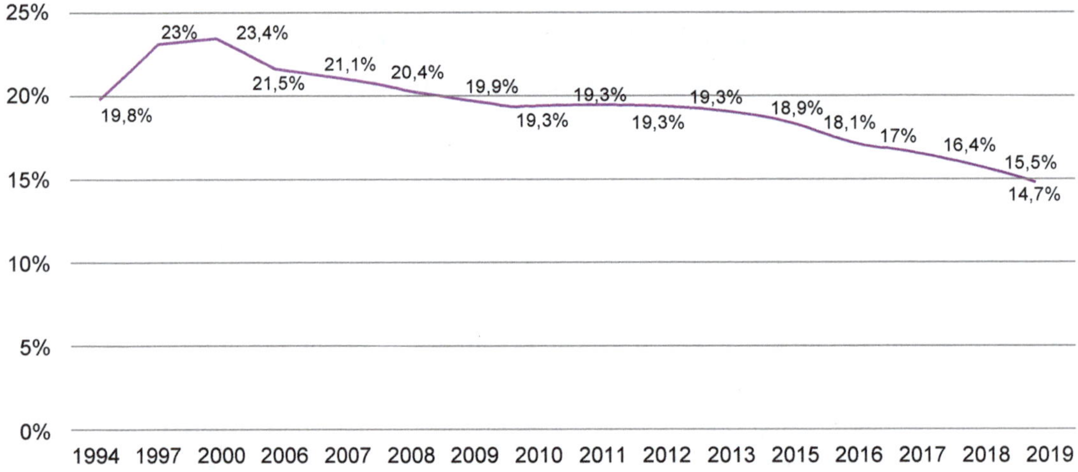

Figura 7.1 – Porcentagem de nascidos vivos de mães adolescentes (10 a 19 anos) no Brasil entre os anos de 2000 e 2019.
Fonte: Monteiro, 2021.[3]

Impactos de uma gravidez precoce

A seguir, descreveremos situações que podem ser determinantes ou decorrentes da gravidez precoce e que, assim, perpetuam o ciclo de pobreza e de doença referido pela OPAS/OMS.[1]

Inequidade racial

Se avaliarmos os nascidos vivos do ano de 2019 no Brasil, observaremos que, das mães indígenas, 28,2% foram mães adolescentes; das pardas, 16,7%; das pretas, 13%; e, entre brancas 9,2%.[4] Pesquisadores da Fundação Oswaldo Cruz[5] também encontraram o fator iniquidade racial no número de consultas pré-natais. A porcentagem de gestantes adolescentes que realizaram sete ou mais consultas de pré-natal foram: 20,8% das indígenas; 40,4% das pardas; 41,9% das pretas; e 56,6% das adolescentes brancas.[5]

Violência sexual

A violência sexual não se restringe ao estupro, mas também abrange a incapacidade de dizer "não" a relacionamentos abusivos ou impositivos. O risco de gravidez decorrente do estupro, em qualquer idade, varia entre 0,5% e 5% e depende de alguns fatores como: idade da vítima; coincidência com o período fértil; se a violência foi um caso isolado ou se é uma violência continuada; e se a vítima estava utilizando métodos anticoncepcionais.[6] Em se tratando de gravidez precoce, as chances podem ser maiores em face da alta recorrência de estupro de crianças e de adolescentes e em face do fato de raramente essa população fazer uso de algum contraceptivo.[6]

Estresse tóxico

Um corpo crescente de estudos mostra que o estresse pré-natal pode ter efeitos persistentes no funcionamento comportamental, fisiológico e imunológico ao longo da vida e pode perdurar por gerações.[7-9] Recém-nascidos expostos ao estresse quando fetos apresentavam reatividade precoce ao estresse logo após o nascimento e em outras fases na vida,[9,10] o que pode ser caracterizado como efeito direto do estresse no desenvolvimento comportamental e cognitivo, pois essa reatividade pode ocorrer independentemente de o indivíduo ter nascido prematuro ou com baixo peso.[11] A exposição do feto em desenvolvimento aos hormônios do estresse e as consequentes alterações disso no desenvolvimento neurobiológico são responsáveis, em parte, por esse efeito.[10,12] O impacto do estresse tóxico é mais presente entre as mães adolescentes, as quais têm quatro vezes mais chances de partos prematuros.[11] Mesmo o estresse tóxico experimentado antes de uma mulher engravidar foi vinculado a ter um recém-nascido prematuro ou de baixo peso ao nascer e a questões de desenvolvimento posteriores para a criança.[11] Existem evidências significativas da associação entre experiências da primeira infância, desempenho educacional e produtividade econômica.[12]

Saúde mental

Atribuir a um distúrbio mental a causa de uma gravidez precoce é simplista e reducionista, pois muitos fatores de risco social que contribuem para a gravidez precoce também podem contribuir para o desenvolvimento de um transtorno mental.[13] A isso se acrescenta o esforço de adaptação às demandas de criar um bebê, além das demandas normais, que não são poucas ou fáceis, do processo de adolescer, que podem se exacerbar ou contribuir para o sofrimento psicológico. Portanto, é difícil dizer se o estresse envolvido com a gravidez precoce gera resultados ruins para a saúde mental ou se esses resultados decorrem de circunstâncias adversas de vida que muitas vezes precedem e preveem a gravidez na adolescência.[13] Os transtornos mais comuns em mães adolescentes são os de ansiedade e depressivos[13-15] e evidências sugerem que esses transtornos estão associadas a alterações no desenvolvimento da prole e, portanto, são alvos importantes de prevenção e intervenção precoce. A depressão e a ansiedade perinatal materna foram associadas a um pior desenvolvimento socioemocional, cognitivo, de linguagem e motor e a pior comportamento adaptativo na prole que se estenderam até a adolescência.[15]

Uso de substâncias psicoativas

Tabagismo materno e a exposição ao fumo passivo durante a gravidez são causas de doenças evitáveis e de desfechos desfavoráveis em uma gravidez. Adolescentes têm taxa de tabagismo maior que gestantes mais velhas, nas primeiras 20 semanas de gravidez (32%, em comparação com 21%), e também mais tarde na gravidez (25%, em comparação com 16%).[16] O tabagismo na gravidez aumenta o risco de aborto espontâneo, de baixa peso ao nascer e de parto prematuro.[17] Uma metanálise recente mostrou que filhos de mulheres que fumaram durante a gravidez tiveram risco aumentado para obesidade na infância em comparação a filhos de mulheres que não fumaram.[18]

Parar de fumar no início da gravidez pode quase eliminar esses riscos,[19] também é necessário ficar atento ao uso de cigarros eletrônicos que contêm nicotina e, embora não liberados para venda, são muito difundidos entre adolescentes.

A experimentação de bebidas alcoólicas, segundo dados do PeNSE, cresceu de 52,9%, em 2012, para 63,2% em 2019. Esse aumento foi mais intenso entre as meninas, indo de 55%, em 2012, para 67,4% em 2019. Embora o uso crônico de álcool seja menos frequente em adolescentes, não se pode descartar os riscos para o feto, como a síndrome alcoólica fetal. Já em relação a outras drogas, no geral, o uso subiu de 8,2%, em 2009, para 12% em 2019,[20] aumentando a chance de, no caso de gravidez, ocorrência de parto prematuro, distúrbios hipertensivos, natimorto ou pequenos para idade gestacional, inclusive com o uso de maconha.[21]

Educação e mercado de trabalho

Um estudo que examinou o impacto da gravidez precoce na educação, alfabetização e no mercado de trabalho, coordenado por Ana Lúcia Kassouf, docente sênior do Departamento de Economia,

Administração e Sociologia (LES) da Escola Superior de Agricultura "Luiz de Queiroz" (Esalq/USP)[22] e que utilizou dados da Pesquisa Nacional por Amostra de Domicílio (PNAD), mostrou que:

- Ter um filho antes dos 20 anos se relacionou com uma diminuição na escolaridade em 1,3 anos, o que equivalia a uma redução de 14% no número médio de anos de estudo.
- Aumento de 9 a 11 pontos percentuais na probabilidade de entrar na força de trabalho, no entanto esse aumento foi relacionado à diminuição de empregos formais em 12 pontos, significando que as mães adolescentes estavam mais envolvidas em trabalhos informais que exigem menos habilidades e os horários são mais flexíveis. No entanto, empregos informais não têm a proteção e os benefícios que os formais têm.
- Comparando os rendimentos das mães adolescentes aos das mães que tiveram o primeiro filho após os 20 anos, constatou-se entre as primeiras uma redução de 28% no salário médio por hora.
- Mães adolescentes negras e mulatas, bem como aquelas que vivem nas regiões mais pobres do Brasil, apresentaram maior probabilidade de trabalhar e de ter salários significativamente mais baixos.[22]

Riscos obstétricos

Os riscos obstétricos são, de modo geral, maiores nas gravidezes precoces e maiores ainda nas gestações abaixo de 15 anos. Existe aumento do risco de: anemia; hipertensão na gestação; incluindo a pré-eclâmpsia e a eclampsia; partos prematuros; recém-nascido pequenos para idade gestacional; e retardo de crescimento fetal. Uma gestante com menos de 20 anos tem 37% de chance de, em uma nova gestação, voltar a ter um parto prematuro, comparado a gestantes que tiveram a primeira gravidez com mais de 20 anos, cuja chance de recorrência de prematuridade é de 8%.[15]

A seguir, descrevemos situações que aumentam o risco obstétrico em gestações precoces:[23]

- Idade menor que 16 anos ou ocorrência da primeira menstruação há menos de 2 anos (fenômeno do duplo anabolismo: competição biológica entre mãe e feto pelos mesmos nutrientes) antes da gravidez.
- Altura da adolescente inferior a 150 cm ou peso menor que 45 kg.
- Atitudes negativas quanto à gestação ou rejeição ao feto; tentativa de interromper a gestação por quaisquer meios - dificuldades de acesso aos serviços de pré-natal e de acompanhamento.
- Não realização do pré-natal ou realização de menos do que seis visitas de rotina.
- Presença de doenças crônicas: diabetes, doenças cardíacas ou renais; hipertensão arterial.
- Infecções sexualmente transmissíveis; sífilis, HIV, hepatite B ou C.
- Presença de doenças agudas e emergentes: dengue, zika, toxoplasmose, outras doenças virais.
- Desproporção pélvica-fetal, gravidez de gêmeos, complicações obstétricas durante o parto, inclusive cesariana de urgência.
- Falta de apoio familiar.

Riscos para o recém-nascido (RN)[23]

- RN prematuro, pequeno para idade gestacional ou com baixo peso (retardo intrauterino).
- RN com menos de 48 cm ou com peso menor do que 2.500 g.
- Classificação de Apgar inferior a 5 ou se o parto ocorreu em situações desfavoráveis.
- RN com anomalias ou síndromes congênitas (síndrome de Down, defeitos do tubo neural, gastrosquise e ou outras).
- RN com circunferências craniana, torácica ou abdominal incompatíveis.
- RN com infecções de transmissão vertical ou placentária: sífilis, herpes, toxoplasmose, hepatites B ou C, zika, HIV/aids e outras.
- RN que necessita de cuidados intensivos em unidade de tratamento intensivo (UTI) neonatal.
- RN com dificuldades na sucção e na amamentação.
- Falta de acompanhamento médico pediátrico em visitas regulares e falhas no esquema de vacinação.

Mães adolescentes já estão em situação vulnerável e, se a isso se somarem abandono do parceiro, da família, preconceito por ter engravidado, interrupção da educação escolar, doenças adquiridas na gestação ou ter um filho com problemas graves de saúde, diminuirão ainda mais as chances de tanto a adolescente como seu filho terem condições dignas de vida.

Prevenção da gravidez precoce – o que o pediatra pode fazer

1. Advogar em favor de adolescentes para que tenham seus direitos observados, junto a órgãos governamentais.
2. Ser uma voz favorável à educação em sexualidade nas escolas.
3. Informar e esclarecer as dúvidas sobre esses direitos nas unidades de saúde, nas escolas e na comunidade.
4. Orientar os pais sobre os impactos da gravidez precoce e sobre a anticoncepção para que orientem e apoiem suas filhas e filhos.
5. Recomendar o início, a partir dos 10 anos, em linguagem apropriada ao desenvolvimento cognitivo, avaliação de risco e orientação sobre sexualidade, sobre prevenção de gravidez e infecções sexualmente transmissíveis.
6. Advogar a favor da disponibilidade de métodos contraceptivos **gratuitos e eficientes** para adolescentes e sem necessidade de autorização de pais ou dos responsáveis para seu uso.
7. Lembrar-se sempre dos adolescentes homens quando orientar sobre gravidez precoce.

Acolhimento à gestante e ao pai adolescentes – o que o pediatra pode fazer

1. Informar-se sobre os programas de atenção às gestantes que seu município oferece e oriente a adolescente e o pai adolescentes a respeito.
2. Continuar acompanhado essa adolescente nas consultas, ela ainda precisa de cuidados do pediatra. O obstetra seguirá a gestação.
3. Checar se ela entendeu as orientações sobre a gestação e sobre as medicações, caso prescritas.
4. Orientar sobre seus direitos, principalmente aqueles relacionados à educação.
5. Após o parto, fazer o seguimento da adolescente e do bebê na mesma consulta; reforçar o uso de contracepção após o parto. Orientar sobre a prevenção da segunda gravidez.

Aconselhamento aos pais da gestante e do pai adolescentes

1. Ajudar os filhos a lidarem com seus sentimentos e a descobrirem de que tipo de apoio durante a gravidez precisam.
2. O apoio deve incluir ajudar a organizar cuidados pré-natais e a se manterem saudáveis durante a gravidez.
3. Ajudar a adolescente a continuar seus estudos enquanto estiver grávida; e, ao pai adolescente, a não abandonar os estudos, para trabalhar.
4. Procurar serviços de gravidez e de parentalidade precoce que podem apoiar adolescentes grávidas e seus parceiros.

Direitos da gestante que estuda

No Brasil, a Lei n. 6.202/1975 garante à estudante grávida o direito à licença maternidade sem prejuízo do período escolar. A partir do 8º mês de gestação, a gestante estudante poderá cumprir os compromissos escolares em casa, de acordo com o Decreto-Lei n. 1.044/1969. Além disso, o início e o fim do período de afastamento serão determinados por atestado médico a ser apresentado à direção da escola; e, finalmente, é assegurado às estudantes grávidas o direito à prestação dos exames finais.

Considerações finais

As ações do pediatra na prevenção da gravidez precoce são fundamentais, pois têm relação de longa data com a família e pode orientá-la sobre a necessidade de os adolescentes receberem educação em sexualidade, desmitificando a compreensão errônea, segundo a qual, a aquisição desse conhecimento, incentivaria o início precoce da vida sexual e esclarecendo que esse conhecimento é fundamental para a saúde deles e para que façam escolhas conscientes. O pediatra também precisa se capacitar em anticoncepção para orientar pais e adolescentes e prescrevê-la quando necessário.

Referências bibliográficas

1. IRIS PAHO Home [Internet]. Accelerating progress toward the reduction of adolescent pregnancy in Latin America and the Caribbean; [data desconhecida]. Disponível em: https://iris.paho.org/handle/10665.2/34493.
2. World Health Organization (WHO) [Internet]. Adolescent pregnancy. Disponível em: https://www.who.int/news-room/fact-sheets/detail/adolescent-pregnancy. Acesso em: 29 set. 2023.
3. Monteiro DL, Monteiro IP, Machado MS et al. Trends in teenage pregnancy in Brazil in the last 20 years (2000-2019). Rev Assoc Medica Bras [Internet]. Jun 2021; 67(5):759-65. Disponível em: https://doi.org/10.1590/1806-9282.20210265. Acesso em: 29 set. 2023.
4. Goes E, Ramos D, Ferreira A. Sem deixar ninguém para trás – gravidez, maternidade e violência sexual na adolescência [Internet]. Disponível em: https://brazil.unfpa.org/sites/default/files/pub-pdf/cartilha-unfpa-digital.pdf. Acesso em: jan. 2023.
5. Goes EF, Ferreira AJ, Meira KC et al. Desigualdades raciais nas tendências da maternidade adolescente e no acesso ao pré-natal no Brasil, 2008-2019. Res Soc Dev [Internet]. 2 jan. 2023;12(1):e8312139404. Disponível em: https://doi.org/10.33448/rsd-v12i1.39404. Acesso em: 29 set. 2023.
6. Nunes MCA, Morais NA. Gravidez decorrente de violência sexual: revisão sistemática da literatura. Arq. bras. psicol. [Internet]. 2017;69(2):88-103. Disponível em: http://pepsic.bvsalud.org/scielo.php?script=sci_arttext&pid=S1809-52672017000200007&lng=pt. Acesso em: 29 set. 2023.
7. Alio A. Toxic stress and maternal and infant health: A brief overview and tips for community health workers. Maternal and Infant Health Center of Excellence [Internet]. Jun 2017. Disponível em: http://www.mihcoe.org. Acesso em: 29 set. 2023.
8. Laplante DP, Brunet A, Schmitz N, Ciampi A, King S. Project ice storm: prenatal maternal stress affects cognitive and linguistic functioning in 5½-year-old children. J Am Acad Child Amp Adolesc Psychiatry [Internet]. Set. 2008;47(9):1063-72. Disponível em: https://doi.org/10.1097/chi.0b013e31817eec80. Acesso em: 29 set. 2023.
9. King S, Mancini-Marïe A, Brunet A et al. Prenatal maternal stress from a natural disaster predicts dermatoglyphic asymmetry in humans. Dev Psychopathol [Internet]. 1 abr. 2009;21(2):343-53. Disponível em: https://doi.org/10.1017/s0954579409000364. Acesso em: 29 set. 2023.
10. Grant KA, McMahon C, Austin MP et al. Maternal prenatal anxiety, postnatal caregiving and infants' cortisol responses to the still-face procedure. Dev Psychobiol [Internet]. Dez. 2009;51(8):625-37. Disponível em: https://doi.org/10.1002/dev.20397. Acesso em: 29 set. 2023.
11. Bajgarova Z, Bajgar A. The relationships among MAOA, COMT Val158Met, and 5-HTTLPR polymorphisms, newborn stress reactivity, and infant temperament. Brain Behav [Internet]. 29 dez. 2019;10(2). Disponível em: https://doi.org/10.1002/brb3.1511. Acesso em: 29 set. 2023.
12. Gilles M, Otto H, Wolf IA et al. Maternal hypothalamus-pituitary-adrenal (HPA) system activity and stress during pregnancy: Effects on gestational age and infant's anthropometric measures at birth. Psychoneuroendocrinology [Internet]. Ago. 2018;94:152-61. Disponível em: https://doi.org/10.1016/j.psyneuen.2018.04.022. Acesso em: 29 set. 2023.
13. Coussons-Read ME. Effects of prenatal stress on pregnancy and human development: mechanisms and pathways. Obstet Med [Internet]. Jun. 2013;6(2):52-7. Disponível em: https://doi.org/10.1177/1753495x12473751. Acesso em: 29 set. 2023.

14. Corcoran J. Teenage Pregnancy and Mental Health. Societies [Internet]. 27 jul. 2016;6(3):21. Disponível em: https://doi.org/10.3390/soc6030021. Acesso em: 29 set. 2023.
15. Borovac-Pinheiro A, Surita FG, Pinto SJL. Gravidez na adolescência. In: Netto AA, Milanez HMB, Marba STM. Perinatologia moderna: Visão integrativa e sistêmica, v. 1 Obstetricia. Rio de Janeiro: Atheneu; 2022. p. 957-61.
16. Rogers A, Obst S, Teague SJ et al. Association Between Maternal Perinatal Depression and Anxiety and Child and Adolescent Development. JAMA Pediatr [Internet]. 1 nov. 2020;174(11):1082. Disponível em: https://doi.org/10.1001/jamapediatrics.2020.2910. Acesso em: 29 set. 2023.
17. Home – Australian Institute of Health and Welfare [Internet]. Teenage mothers in Australia 2015; [data desconhecida]. Disponível em: https://www.aihw.gov.au/getmedia/6976ff0b-4649-4e3f-918f-849fc29d538f/aihw-per-93.pdf.aspx?inline=true. Acesso em: 29 set. 2023.
18. Magalhães EI, Sousa BA, Lima NP et al. Maternal smoking during pregnancy and offspring body mass index and overweight: a systematic review and meta-analysis. Cad Saude Publica [Internet]. 2019;35(12). Disponível em: https://doi.org/10.1590/0102-311x00176118. Acesso em: 29 set. 2023.
19. Mann L, Bateson D, Black KI. Teenage pregnancy. Aust J Gen Pract [Internet]. 1 jun. 2020;49(6):310-6. Disponível em: https://doi.org/10.31128/ajgp-02-20-5224. Acesso em: 29 set. 2023.
20. Agência de Notícias – IBGE [Internet]. IBGE divulga uma década de informações sobre a saúde dos escolares/Agência de Notícias; [data desconhecida]. Disponível em: https://agenciadenoticias.ibge.gov.br/agencia-noticias/2012-agencia-de-noticias/noticias/34340-ibge-divulga-uma-decada-de-informacoes-sobre-a-saude-dos-ecolares. Acesso em: 29 set. 2023.
21. Rodriguez C, Sheeder J, Allshouse A et al. Marijuana use in young mothers and adverse pregnancy outcomes: a retrospective cohort study. BJOG [Internet]. 25 ago. 2019;126(12):1491-7. Disponível em: https://doi.org/10.1111/1471-0528.15885. Acesso em: 29 set. 2023.
22. Kassouf AL, Ahamed V, Zabsonoré A et al. Examing the impacto f early Childbearing on labor outcomes in Brazil. Partnership for economic policy working paper, 2020-2019. Disponível em: https//ssrn.co/abstract=3673594. Acesso em: 27 set. 2023.
23. Prevenção da gravidez na adolescência. Jan. 2019. Disponível em: https://www.sbp.com.br/fileadmin/user_upload/Adolescencia_-_21621c-GPA_-_Prevencao_Gravidez_Adolescencia.pdf. Acesso em: 29 set. 2023.

Capítulo 8

Anticoncepção na adolescência

Alexandre Massashi Hirata
Elizete Prescinotti Andrade
Maíra Terra Cunha Di Sarno
Tamara Beres Lederer Goldberg

Dora, 16 anos, dá entrada no serviço de Saúde, desacompanhada. Ela já havia passado em consulta 3 meses antes e tinha demonstrado desejo em iniciar atividade sexual regular com o namorado. Hoje, vem à consulta desacompanhada e muito preocupada porque na noite anterior teve relação sexual desprotegida com seu namorado.
— Não quero engravidar, doutora!
Diante desse caso, qual seria nossa responsabilidade? Qual seria a prevenção mais adequada para essa adolescente nesse momento? Como abordar e conduzir o uso de métodos contraceptivos de maneira eficaz, segura, na dose e janela de intervalo corretas, respeitando a autonomia e o lugar de desejo dos adolescentes?

Neste capítulo, convidamos o leitor a refletir sobre técnicas de aconselhamento e instrumentalizá-las, sobre os métodos contraceptivos, que são pontos-chave na prevenção e promoção da saúde sexual e que viabilizam o lugar de direito dos adolescentes a exercer a sua sexualidade.

Como aconselhar os adolescentes sobre a escolha da melhor estratégia contraceptiva

O profissional de saúde que fará a orientação sobre contracepção deve estabelecer uma relação com o adolescente com base no respeito pela escolha informada, na privacidade e confidencialidade, bem como nas crenças culturais e religiosas desse adolescente. O profissional deve possibilitar a escolha entre uma ampla variedade de métodos e fornecer informações com base em evidências sobre a eficácia, riscos e benefícios dos diferentes métodos anticoncepcionais.[1,2]

Como proceder durante o aconselhamento[1,2]

Ser acolhedor

- Usar linguagem e material amigáveis para adolescentes.
- Reconhecer a necessidade de confidencialidade.
- Permanecer imparcial e sem julgamentos.

O que perguntar

- Histórico sexual e reprodutivo, incluindo uso anterior e atual de contracepção.
- Histórico médico, incluindo quaisquer condições médicas específicas ou medicamentos que possam ser contraindicações para o uso de anticoncepcionais.
- Seus relacionamentos atuais, parceiros e se ela e o parceiro tem alguma preocupação.
- O que ela e o parceiro estão fazendo atualmente para evitar a gravidez.
- Até que ponto é importante para ela e o parceiro evitarem a gravidez atualmente.
- Sua capacidade e motivação para usar anticoncepcionais regular e corretamente.
- Suas necessidades de um método contraceptivo e suas expectativas quanto a ele.
- O nível de apoio que ela tem em casa ou de seu parceiro.
- Se ela precisa esconder o uso de anticoncepcionais.
- Ela prefere menstruar ou não menstruar.
- Se gostaria que o parceiro participasse das orientações sobre contracepção.

Verificar

- Conhecimento sobre os métodos e se já tem preferência quanto a algum deles.
- A precisão de seu conhecimento.
- Se foram discutidos métodos que correspondem às suas necessidades e expectativas.
- As opções potenciais identificadas são aceitáveis para ela.
- Como, onde e como vai adquirir a contracepção.
- Se a triagem de infecções sexualmente transmissíveis (IST) é apropriada.
- Se a paciente tem algum medo ou preocupação.
- Se a paciente gostaria de mais algum esclarecimento.

O que dizer

Como funciona o método, quão eficaz é, como usá-lo de forma consistente e correta, o que fazer se faltar/atrasar uma dose e quando procurar atendimento médico.

- Como isso afetará o ciclo menstrual da adolescente.
- Quais os benefícios não anticoncepcionais.
- Efeitos colaterais potenciais e o que fazer se eles ocorrerem.
- Perguntar se o parceiro quer participar das orientações.
- Colocar-se à disposição para novas orientações.

Agendar consulta de acompanhamento.

Muitas organizações internacionais recomendam que o profissional apresente os métodos contraceptivos de acordo com a eficácia, iniciando orientação pelos *long-acting reversible contraception* (LARC), tomando cuidado para não ser muito direto ou coercitivo, particularmente com populações vulneráveis. Em uma estrutura de planejamento familiar com base em direitos, a escolha da contracepção deve ser feita em colaboração com cada adolescente, levando-se em consideração a segurança, eficácia e acessibilidade, respeitando-se suas crenças pessoais, cultura, preferências e capacidade de adesão.[3-5]

A seguir a Figura 8.1 mostra os métodos contraceptivos de acordo com a eficácias.

Nenhum método contraceptivo é contraindicado com base apenas na idade. Nos casos de adolescentes com doenças crônicas, em uso de medicamentos, deve-se consultar os critérios de elegibilidade. https://apps.who.int/iris/bitstream/handle/10665/173585/9789248549250-por.pdf?sequence=77&isAllowed=y e https://www.cdc.gov/reproductivehealth/contraception/mmwr/mec/summary.html.

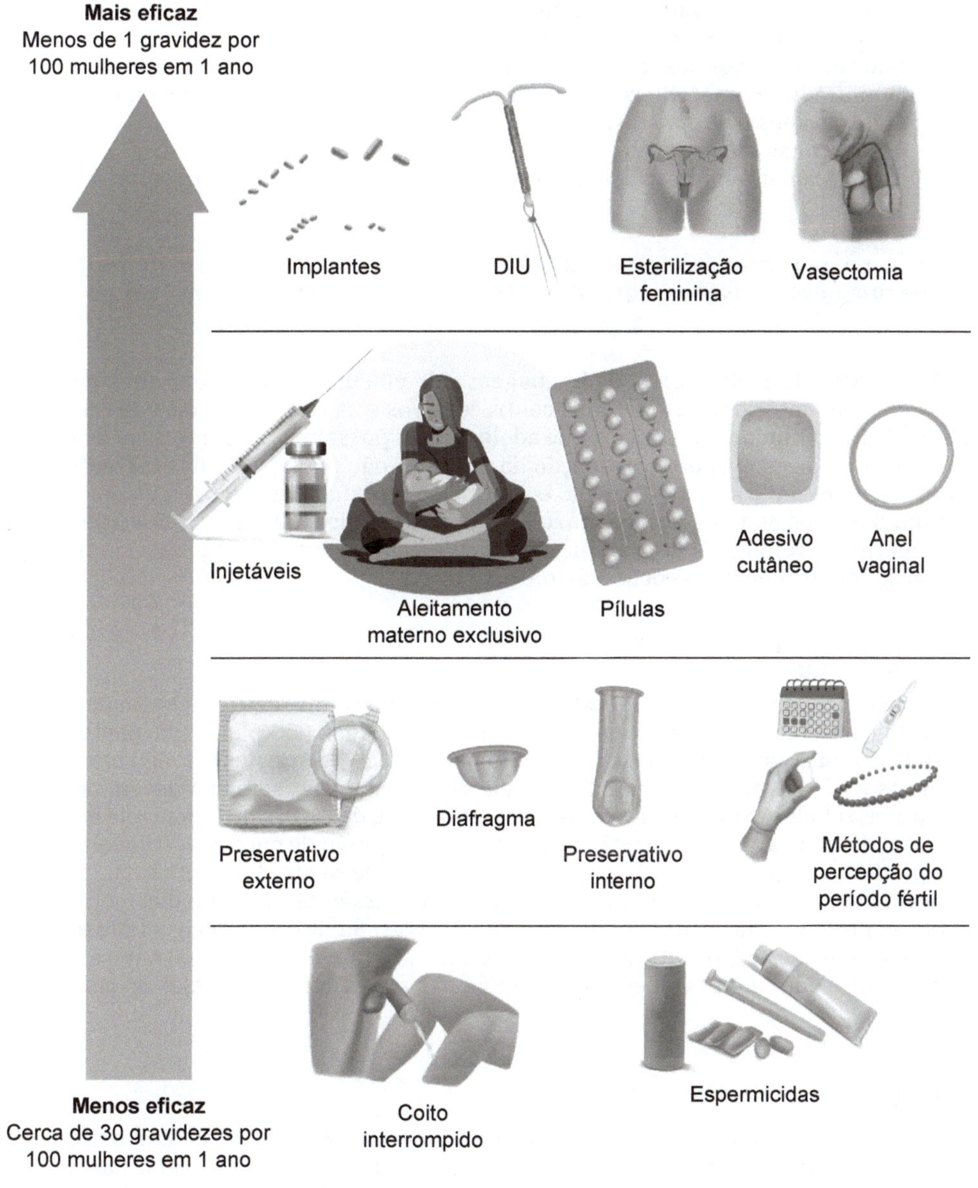

Figura 8.1 – Comparando a eficácia dos métodos de planejamento familiar.
Fonte: Adaptado de Family Planning: A Global Handbook for Providers (2018 Update).[6]

Não esqueça!
Verificar sempre possibilidade de gravidez!

Critérios de razoabilidade para constatar que uma mulher não está grávida:

- ≤ 7 dias após o início de uma menstruação normal.
- Não teve relações sexuais desde o 1º dia da última menstruação normal.
- Tem usado um método confiável de contracepção de forma consistente e correta.
- ≤ 7 dias após o aborto (espontâneo ou induzido).
- < 4 semanas após o parto.
- Está amamentando exclusivamente, amenorreica e < 6 meses pós-parto.

De modo geral, recomenda-se iniciar um método no 1° dia da menstruação ou realizar um teste rápido de urina para descartar a gravidez e sempre documentar essas medidas no prontuário.

As técnicas de acolhimento, de linguagem e de vínculo mencionadas anteriormente, atreladas ao conhecimento sobre os métodos contraceptivos e os riscos advindos de relações sexuais desprotegidas, são fundamentais para que adolescentes possam vivenciar o sexo de maneira adequada e saudável, assegurando a prevenção da gravidez não planejada e das IST/aids, além de ser um direito que possibilita ao ser humano o exercício da sexualidade desvinculado da procriação.

Com base nos estudos da literatura e na prática clínica, objetiva-se contribuir com informações científicas voltadas a profissionais da Saúde e da Educação que prestam atenção à saúde e à formação integral desse recorte etário.

Métodos contraceptivos

Os métodos contraceptivos, atualmente, são considerados seguros, porém nenhum é isento de desvantagens, como custo elevado, alguns riscos, gravidez não planejada, efeitos colaterais e outros que podem atuar sobre a saúde de seus usuários a curto, médio e a longo prazo, lembrando ainda que os adolescentes e os profissionais da Saúde que os prescrevem devem ter em mente a eficácia, a efetividade, o tempo de atuação e a possibilidade de reversão do controle de natalidade.[7,8]

Na adolescência, a contracepção também tem o objetivo de encorajar o envolvimento com a saúde reprodutiva segundo valores, preferências e estado de saúde. Aos profissionais, aconselha-se que estejam atentos e disponíveis à apresentação e discussão de cada um dos métodos com suas pacientes, em todas as fases da vida reprodutiva destas. Sugere-se iniciar a apresentação pelos métodos mais eficazes e, por último, os menos efetivos, e que o profissional não se alinhe apenas à opinião do provedor, mas também que se apoie nas preferências e desejos da adolescente.[9]

Métodos

Preservativos externo e interno*

São métodos que exigem a cooperação mútua entre os parceiros. Embora considerados moderadamente eficazes em evitar a gravidez desprotegida e não planejada, são os únicos métodos que previnem as IST/aids. Enfatizar para os adolescentes a necessidade de dupla proteção, ou seja, com qualquer outro método escolhido, o uso de preservativo deve ser adotado em todas as ocasiões.

Esse método não apresenta efeitos colaterais ou contraindicações, porém constata-se que o preservativo externo, popularmente denominado "camisinha", pode apresentar falha quando de seu uso típico de até 18% e o preservativo interno, antes denominado "preservativo feminino", de 21%, quando o foco é a prevenção de gravidez. Entretanto, se associados aos ACO ou LARC, a proteção alcança 100%.[9]

* Mudança de terminologia: antes, os termos eram "preservativo masculino" e "preservativo feminino"; e, agora, "preservativo interno para vagina e ânus" e "camisinha externa para pênis". Esses novos termos são mais respeitosos, abrangentes e coerentes, isso porque as camisinhas ditas "femininas" podem ser usadas por pessoas que têm vagina – homens trans, não binárias e gênero fluido; assim como o preservativo dito antes "masculino" e agora pode ser usado por mulheres trans.

Os preservativos externo e interno são eficazes na prevenção de IST/aids quando usado em todas as relações sexuais, antes de qualquer contato do pênis com a vagina, com o ânus ou com a mucosa oral.

O uso do preservativo externo é frequente na primeira relação sexual, entretanto apresenta descontinuidade e é negligenciado, pois a contracepção é cercada de descuidos, erros e esquecimentos.[10]

LARC - *long-acting reversible contraception* (dispositivos intrauterinos e implantes)

Implantes hormonais

Os implantes contêm progestagênios, naqueles de uma haste, o etonogestrel e, com duas hastes, levonorgestrel (não registrado no Brasil), que são liberados gradualmente, podendo permanecer por 3 a 5 anos, respectivamente.[11]

A colocação é bem tolerada, sendo o procedimento simples e rápido. Inserem-se sob a pele (tecido subdérmico) do antebraço não dominante. São praticamente invisíveis, mas podem ser palpados. Entre os efeitos colaterais, podem ocorrer irregularidade menstrual e escapes.

Os preservativos devem ser sempre apresentados e oferecidos às adolescentes. Os momentos imediatos pós-parto ou pós-aborto (24 a 48 horas) se apresentam como situações que não devem ser desperdiçadas, caso contemplem os critérios de elegibilidade.

Dispositivos intrauterinos

Considerados, recentemente, os mais eficazes e seguros dos métodos para adolescentes (1ª linha), uma vez disponíveis a essa faixa etária. Relacionam-se às menores taxas de gravidez entre os métodos considerados reversíveis, já que sua efetividade não se associa à ação ou à aderência da paciente. Se retirados, a fertilidade é prontamente restabelecida. Quando de sua seleção, deve-se inquirir em quanto tempo a adolescente deseja engravidar, uma vez que é necessário considerar o custo-benefício, caso esse intervalo seja inferior a 2 anos. Não sendo esse um problema, o método pode ser selecionado.

Recomendar o uso simultâneo de preservativo externo quanto à proteção de IST/aids seja qual for o tipo de relação. Existe o mito segundo o qual os dispositivos intrauterinos (DIU) aumentam o risco de doenças inflamatórias pélvicas (DIP), entretanto, após sua colocação, pode ocorrer elevação desse risco no 1º mês, retornando, na sequência, aos níveis basais da população-alvo.

O DIU é um método contraceptivo constituído por uma estrutura pequena e flexível que é inserido do útero. Os DIU não podem ser utilizados caso as pacientes tenham gonorreia, clamídia, cervicites agudas pela possibilidade de desenvolverem DIP, situações que devem postergar a colocação após testagem e tratamento completo. Entretanto, se não houver suspeitas pela história ou exame geral e específico que indiquem alterações, não é necessária uma testagem prévia à sua colocação.[9]

Existem duas formas de DIU: aqueles com liberação de progestagênios – sistemas intrauterinos de levonorgestrel (SIU-LNG), que podem permanecer em algumas apresentações 3 anos, 5 anos com extensão de até 8 anos, dependendo da quantidade de hormônio que contêm (19,5 mg de LNG e 52 mg de LNG);[11] e aqueles não hormonais, que liberam cobre, com eficácia contraceptiva de até 10 anos. Todas as formas podem ser retiradas quando isso for decidido ou quando as usuárias queiram trocar de método. Os DIU hormonais são opções boas para adolescentes, pois reduzem sangramentos, dismenorreia e suprime a menstruação para as que assim desejam; dependendo da quantidade de levonorgestrel que contenham, esses dispositivos colaboram no controle de anemias por deficiência de ferro e, possivelmente, reduzem a incidência de DIP. Têm sido utilizados em adolescentes com deficiências cognitivas e motoras, com dificuldades relacionadas à higiene pessoal, por induzirem a amenorreia. Tanto os hormonais como os não hormonais se relacionam à redução de neoplasia de endométrio.

Quanto aos não hormonais, causam uma reação inflamatória uterina, tornando o endométrio inóspito ao esperma. Sua colocação após um contato sexual não protegido pode ser realizada em até 10 dias, preferencialmente, até 5 dias. Como efeitos relacionados aos DIU não hormonais, observam-se aumento do fluxo menstrual e intensificação de cólicas.

Os DIU podem ser expulsos ou causar sangramentos irregulares, considerados os dois efeitos colaterais mais propagados, entretanto, as taxas de expulsão são consideradas baixas.

Oportunizar a colocação de DIU em adolescentes pós-parto, seja esse o desejo destas, enquanto internadas, antes que sejam liberadas dos hospitais/maternidades. Com essa medida, reduz-se a segunda gravidez em adolescentes e aumenta-se o intervalo entre partos.

Anticoncepcionais injetáveis

Os anticoncepcionais trimestrais são formulados com 150 mg de acetato de medroxiprogesterona (DMPA). São muito eficazes, entretanto, após a suspensão, o tempo para retorno à fertilidade pode ser superior a 1 ano. A taxa de falha desse método varia de 0,1% a 0,3% durante o 1º ano de uso.[12]

Preocupações relativas ao impacto do DMPA sobre a densidade mineral óssea (DMO) de adolescentes e jovens têm sido descritas. O DMPA ocasiona supressão da secreção de gonadotrofinas, o que resulta em supressão da produção ovariana de estradiol. Frente ao hipoestrogenismo, a reabsorção óssea excede a formação óssea, resultando em declínio na DMO.[13,14] Os prescritores devem ficar atentos ao ganho de peso em adolescentes associado ao uso de DMPA. Medidas de prevenção quanto à orientação da ingesta alimentar devem ser fornecidas, bem como a prescrição de exercícios físicos adequados à manutenção do peso e ao incremento da massa óssea, acrescidos do consumo de cálcio nas doses adequadas aos adolescentes (1.300 mg/dia).

Os anticoncepcionais injetáveis mensais são combinados e, em suas diferentes formulações, contêm um éster de um estrogênio natural, o estradiol e um progestogênio sintético, diferentemente dos anticoncepcionais orais combinados, nos quais ambos os hormônios são sintéticos.

Anticoncepcionais hormonais combinados

Os anticoncepcionais hormonais combinados contêm estrogênio e progestagênios e podem se apresentar de diferentes formas quanto à administração: oral; transdérmica; transvaginal; e injetável combinada.

O adesivo e o anel vaginal têm eficácia semelhante de aproximadamente 91%, para uso típico. Os efeitos colaterais e os riscos também são semelhantes.

Quanto aos adesivos e anéis vaginais, os primeiros liberam por dia etinilestradiol (EE) 20 e 150 mcg de norelgestromina, e os anéis liberam 15 mcg de EE e 120 mcg de etonogestrel. O adesivo deve ser trocado a cada semana, por 3 semanas consecutivas, sendo a 4ª livre do adesivo. Recomenda-se não colocá-lo nas mamas. Quanto ao anel vaginal, deve permanecer no local por 3 semanas e, na sequência, deve ser retirado, deixando 1 semana livre.

Anticoncepcionais hormonais orais

Trata-se de um dos métodos mais aceitos pelas adolescentes, entretanto é indubitável que sua prescrição pelo médico de adolescentes não significa a continuidade do respectivo uso, já que muitas delas o abandonaram depois de 6 meses de uso.

Se esse método for utilizado estritamente de acordo com as orientações (ideal), sua eficácia é de 99,9%, entretanto devemos enfatizar que o uso real ou típico resulta em taxas de falha ao redor de 8%.[12,15,16] Considera-se uso inadequado: prolongar o período em que as pacientes devem ficar livres do uso do anticoncepcionais hormonais orais (ACO) prescrito (7 ou 4 dias, dependendo da formulação) e falha no uso por omissão de comprimidos ou grande alternância de horários de tomada, caso sejam de baixa ou muito baixa dose. Se a adolescente se esquecer de tomar um comprimido, os profissionais devem orientá-la a ingeri-lo tão logo ela perceba a falha. No entanto, se ela se esquecer de tomar dois ou mais comprimidos, recomenda-se a utilização de outro método complementar, que sempre deveria ser recomendado, seguindo-se o princípio de dupla proteção.

Com relação à prescrição e ao início de seu uso, aconselha-se que seja utilizado no 1º dia do ciclo menstrual, o que confere grande proteção à adolescente no tocante à prevenção de gravidez. Entretanto, outras formas de início podem ser utilizadas, como início a qualquer momento do ciclo (início imediato), após prescrição pelo profissional, desde que obtido teste de gravidez negativo; ou mesmo prescrição no primeiro domingo após o início do novo ciclo menstrual. Caso o intervalo entre o dia de início do ACO e a presença da menstruação seja maior que 5 dias, enfatiza-se o uso de preservativo, lembrando-se de todos os motivos citados anteriormente, além dos riscos relacionados às falhas do método.

Deve-se salientar que o Colégio Americano de Obstetrícia e a Organização Mundial da Saúde (OMS) não impõem a necessidade do exame ginecológico interno para que a prescrição do ACO possa ser efetuado, em meninas assintomáticas ginecologicamente. Apenas naquelas com sintomas e sinais ginecológicos sugestivos de IST/aids é que se fazem necessários a investigação e o exame ginecológico antes da prescrição.

Os anticoncepcionais, em sua grande maioria, contêm estrogênios e progestagênios em sua composição, os quais, em conjunto, atuam sobre o eixo hipotálamo-hipófise-gonadal inibindo a ovulação via *feedback* negativo. Além dessa atuação, os progestagênios atuam sobre a motilidade das tubas uterinas, espessam o muco cervical, dificultando a ascensão dos espermatozoides, e tornam o endométrio menos adequado à implantação do óvulo. Quanto à sua composição, uma grande proporção contém EE, que varia de 10 a 50 mcg por comprimido. Aqueles com doses inferiores a 35 mcg são considerados de baixa dose, e os com menos de 20 microgramas são considerados de muito baixa dose.[15,16] Recentemente, encontra-se disponível um ACO que contém estrogênio natural, o 17-beta estradiol, entretanto ainda faltam estudos epidemiológicos que foquem especificamente nesse recorte etário, e os laboratórios que o produzem recomendam que não seja utilizado em pacientes com idades inferiores a 18 anos.

Quanto aos progestagênios, estão disponíveis oito tipos sintéticos, classificados em relação ao seu efeito androgênico uma vez que são derivados de precursores androgênicos. Entre eles, pode-se reconhecer com maior potencial androgênico o levonorgestrel. O 8º progestagênio é a drospirenona, derivada da 17-alfa espironolactona, considerada um diurético. Outra forma de classificar os progestagênios seria por sua introdução no mercado, sendo a drospirenona, considerada de 4ª geração, e o gestodeno, o norgestimato e o desogestrel, de 3ª. Esses últimos progestagênios apresentam menor ligação aos receptores androgênicos.

Os anticoncepcionais podem ser encontrados com formulações designadas como monofásicas, em que a mesma quantidade de estrogênio e de progestagênio pode estar presente nos 21 ou 24 comprimidos da cartela. Na primeira hipótese, deve-se orientar a paciente a, quando finalizar a cartela de 21 comprimidos, aguardar 7 dias até iniciar a nova cartela; e, na segunda hipótese, com cartelas de 24 comprimidos, a pausa deve ser de 4 dias ou, no caso de cartelas com 28 comprimidos, 24 são consideradas pílulas ativas e 4, placebo, ou podem conter outros componentes, como ácido fólico, preparações com ferro etc. Outros contraceptivos podem apresentar formulações com variações no conteúdo de estrogênio e progestagênio de cada comprimido ativo, com elevações e decréscimos de seus componentes, simulando a variação hormonal observada no ciclo menstrual. Esses anticoncepcionais são conhecidos como bifásicos, trifásicos e quadrifásicos. Até o momento, anticoncepcionais multifásicos não parecem apresentar vantagens clínicas sobre os monofásicos. Os especialistas recomendam que, ao prescrever um contraceptivo, o profissional conheça sua composição e os possíveis efeitos colaterais, além de estar familiarizado com sua utilização. Recentemente, foram publicados estudos confirmando que os anticoncepcionais orais de baixa dose, tanto contendo 20 µg como 30 µg de EE, apresentaram efeitos negativos sobre a massa óssea de adolescentes. Os autores sugerem que os que contêm 30 µg são mais deletérios para a massa óssea, que foi monitorada por análises densitométricas, complementadas pela realização de marcadores ósseos de formação e reabsorção óssea.[17,18]

Outra situação a que se deve atentar é o desejo manifesto de adolescentes que não querem menstruar mensalmente. Nesse caso, existem formulações que contêm 84 comprimidos que podem ser utilizados sequencialmente, realizando-se, a seguir, uma pausa de 7 dias. Algumas dessas cartelas contêm, em seus comprimidos EE, dose de 30 µg e 0,15 mg de levonorgestrel e 7 comprimidos são placebo. Outras formulações contêm 84 comprimidos contendo 20 µg de EE e 0,15 mg de levonorgestrel, acompanhados de 7 comprimidos contendo 10 µg de EE. Essas apresentações eram prescritas para pacientes que apresentavam endometriose, quadros disfóricos pré-menstruais, dismenorreia, menorragia ou alterações menstruais; entretanto, atualmente mostram-se como preferidas por algumas meninas, pelos motivos já apontados.

Estudos que compararam os efeitos colaterais de pacientes que aderiram ao ciclo estendido *versus* o normal referem igual ou menor incidência de sangramentos no meio do ciclo (*spots*) e menor frequência de cefaleias e dismenorreia entre as com ciclos estendidos; entretanto, a adesão e a continuidade de uso foram semelhantes entre as duas formas de prescrição.

No tocante a pílulas que contêm apenas progestagênios em sua composição, encontram-se as de média dosagem (com 75 µg de desogestrel) e de uso contínuo, ou seja, embalagens com

28 comprimidos ativos que devem ser tomados sequencialmente sem interrupção para manter a eficácia contraceptiva; e as de baixa dosagem, denominadas "minipílulas" (noretisterona 0,35 mg), cuja prescrição geralmente é indicada apenas para mulheres que estão amamentando.

Para adolescentes que não podem utilizar estrogênios, por indicação médica, aconselham-se que outros métodos contraceptivos livres de estrogênios sejam utilizados, a exemplo dos injetáveis contendo apenas progestogênios ou LARC.

Quando da necessidade de prescrição em situações específicas, recomenda-se:

Categorias para classificação de métodos contraceptivos[19]

- **Categoria 1:** não há restrição ao uso do método contraceptivo.
- **Categoria 2:** as vantagens de utilização do método geralmente superam os riscos teóricos ou comprovados.
- **Categoria 3:** condição para a qual os riscos teóricos ou comprovados geralmente superam as vantagens da utilização do método.
- **Categoria 4:** condição que representa um risco inaceitável à saúde se o método contraceptivo for utilizado.

Sugere-se na sequência consultar: https://www.cdc.gov/reproductivehealth/contraception/pdf/summary-chart-us-medical-eligibility-criteria_508tagged.pdf e file:///C:/Users/Tamara/Downloads/9789241549257_eng.pdf.

Contracepção de emergência

A contracepção de emergência visa prevenir, após a relação sexual, a gestação, sendo indicada nas seguintes situações.[20,21]

- Relações sexuais sem uso de método contraceptivo.
- Falha contraceptiva (deslocamento ou rompimento do preservativo, ejaculação na vagina ou na genitália externa).
- Falha conhecida ou presumida do método contraceptivo de uso regular (atraso ou esquecimento da ingestão de pílulas anticoncepcionais ou da aplicação dos contraceptivos injetáveis).
- Violência sexual.

A OMS recomenda quatro métodos de contracepção de emergência, e os dois primeiros estão liberados para o uso no Brasil pelo Ministério da Saúde (MS):

- Pílulas anticoncepcionais de levonorgestrel.
- Pílulas anticoncepcionais orais combinadas (método Yuzpe).
- Pílulas anticoncepcionais de ulipristal.
- Dispositivos intrauterinos de cobre.

Nenhum desses métodos interfere na implantação do óvulo fertilizado ou na gravidez estabelecida.[22]

Levonorgestrel

Consiste no uso exclusivo de progestágeno que é o levonorgestrel, na dose de 1,5 mg, preferencialmente em dose única. Deve ser utilizado o mais cedo possível, no período de até 120 horas (5 dias) após a relação desprotegida. A taxa média de falha é de 1,1% se utilizado nos primeiros 3 dias e de 2,7% se utilizado entre o 4º e o 5º dias (Brasil). A eficácia parece diminuir com o aumento do índice de massa corpórea (IMC).[23]

Uma vez que não contém estrogênio, está isento de efeitos colaterais e contraindicações relativas, como interação farmacológica com antirretrovirais, o que pode diminuir a eficácia contraceptiva (Brasil). É o método de primeira escolha para contracepção de emergência e pode ser usado em qualquer mulher em idade reprodutiva.[20] Não é necessário consentimento dos pais e não são necessários teste de gravidez ou exames laboratoriais para sua prescrição, pois essas condutas poderiam atrasar início de seu uso, diminuindo a sua eficácia na prevenção de gravidez.[22,23]

Se utilizado na 1ª fase do ciclo menstrual, antes do pico do hormônio luteinizante (LH), altera o desenvolvimento dos folículos, impedindo a ovulação. Não exerce nenhum efeito após a fecundação que impeça a implantação ou que implique o aborto do embrião. Quando administrado na 2ª fase do ciclo menstrual, depois da ovulação, modifica a viscosidade do muco cervical, tornando-o espesso e hostil, dificultando a movimentação e deslocamento dos espermatozoides. Porém, alguns autores não citam esse mecanismo de ação, e outros sugerem que, nesse segundo momento, não é eficaz após o pico do LH.

De acordo com o estudo de Li RHW e colaboradores,[25] a coadministração de piroxicam 40 mg com levonorgestrel melhorou a eficácia da contracepção de emergência, pois os inibidores da ciclo-oxigenase poderiam atuar interrompendo ou retardando a ruptura do folículo ovariano.

Os efeitos colaterais mais frequentes são náuseas, vômitos, dor abdominal inferior, fadiga, cefaleia, tontura e mastalgia, de curta duração, com remissão espontânea.[24] Se ocorrerem vômitos nas primeiras 2 horas, recomenda-se que a dose seja repetida. Caso vômitos ocorram novamente, recomenda-se a administração via vaginal.[20]

De acordo com a OMS, 57% das mulheres que usam a contracepção de emergência terão menstruação dentro do período esperado e 15% poderão ter atraso ou antecipação menstrual.[20,21]

Em uma revisão sistemática, houve 11 relatos de gravidez ectópica pelo uso de levonorgestrel decorrente de sua ação na redução da motilidade das trompas de Falópio.[17]

Método de Yuzpe

Utiliza contraceptivos hormonais orais combinados de uso rotineiro, compostos de um estrogênio e um progestágeno sintéticos, na dosagem total de 200 mcg de EE e 1 mg de levonorgestrel, dividida em duas doses iguais, com intervalo de 12 horas, administradas até 5 dias depois da relação desprotegida. A taxa média de falha é de 3,2% se utilizado nos primeiros 3 dias; de 4,1% no 4º dia; e de 4,7% no 5º dia após a relação desprotegida. Os principais efeitos colaterais são náuseas e vômitos.[20-22]

Acetato de ulipristal

Esse método, usado o mais rapidamente possível, em dose única de 30 mg, dentro do período de até 120 horas após relação desprotegida tem eficácia superior à do levonorgestrel no 4º e 5º dias. Trata-se de um modulador seletivo do receptor da progesterona. As taxas de gravidez podem variar de 1,2% a 1,8%. Os contraceptivos com progestágenos não devem ser usados juntos, e somente após 5 dias da administração de ulipristal, em razão de sua interferência da ação na contracepção de emergência.[20,21]

Dispositivos intrauterinos de cobre

Apresentam eficácia de mais de 99% na prevenção de gravidez. Devem ser inseridos dentro de 5 dias após a relação sexual desprotegida, quando usados para contracepção de emergência. Seu mecanismo de ação se dá pela alteração química no espermatozoide e no óvulo antes da fecundação. Não devem ser inseridos após violência sexual pelo alto risco, em decorrência desse crime, de a vítima contrair uma infecção sexualmente transmissível. A vantagem é que pode ser um método para contracepção reversível de longo prazo (até 12 anos) e usado em indivíduos de qualquer peso ou de IMC. Não há evidências que sustentem um efeito dos dispositivos pós-implantação, portanto não atuam como abortivos.

A gravidez é a única contraindicação absoluta ao uso de contracepção de emergência. Negar a sua prescrição sem justificativa aceitável, mediante possíveis consequências, constitui uma infração ética. Porém, a contracepção de emergência não substitui o método contraceptivo como rotina e o seu uso repetitivo ou frequente compromete a sua eficácia ao longo do tempo.[21]

Referências bibliográficas

1. Todd N, Black A. Contraception for adolescents. J Clin Res Pediatr Endocrinol. 2020;12(Suppl 1): 28-40.
2. Ott MA, Sucato GS. Committee on adolescence. Contraception for adolescents. Pediatrics. 2014;134:1257-81.

3. Committee on Adolescent Health Care. Committee opinion n. 710: counselling adolescents about contraception. Obstet Gynecol. 2017;130:74-80.
4. Di Meglio G, Crowther C, Simms J. Contraceptive care for Canadian youth. Paediatr Child Health. 2018;23:271-77.
5. Menon S. AAP Committee on adolescence long – acting reversible contraception: specific issues for adolescents. Pediatrics. 2020;(2)146.
6. Planejamento familiar – um manual global para profissionais e serviços de saúde. Disponível em: https://portaldeboaspraticas.iff.fiocruz.br/biblioteca/planejamento-familiar-um-manual-global-oms/. Acesso em: 20 set. 2023.
7. Gold MA, Bachrach LK. Contraceptive use in teens: a threat to bone health? J Adolesc Health. 2004 Dec;35(6):427-9. doi: 10.1016/j.jadohealth.2004.09.003.
8. Biason TP, Goldberg TB, Kurokawa CS, Moretto MR, Teixeira AS, Nunes HR. Low-dose combined oral contraceptive use is associated with lower bone mineral content variation in adolescents over a 1-year period. BMC Endocr Disord. 2015 Apr 3;15:15. doi: 10.1186/s12902-015-0012-7.
9. Robbins CL, Ott MA. Contraception options and provision to adolescents. Minerva Pediatr. 2017; Oct;69(5):403-414. doi: 10.23736/S0026-4946.17.05026-5.
10. Teixeira AMFB, Knauth DR. Adolescentes e uso de preservativos: as escolhas dos jovens de três capitais brasileiras na iniciação e na última relação sexual. Cad Saúde Pública. 2006;22(7):1385-96.
11. Stanton T, Cizek S, Tyson N. Adolescents and long-acting reversible contraceptives: beyond the basics. Curr Opin Obstet Gynecol. 2020 Dec;32(6):416-423. doi: 10.1097/GCO.0000000000000668.
12. Brasil. Ministério da Saúde. Secretaria de Atenção à Saúde. Departamento de Atenção Básica. Saúde sexual e saúde reprodutiva. Brasília: Ministério da Saúde; 2013.
13. Scholes D, LaCroix AZ, Ichikawa LE, Barlow WE, Ott SM. Injectable hormone contraception and bone density: results from a prospective study. Epidemiology. 2002 Sep;13(5):581-7. doi: 10.1097/00001648-200209000-00015. Erratum in: Epidemiology. 2002 Nov;13(6):749. PMID: 12192229.
14. Goshtasebi A, Subotic BT, Scholes D, Beres LGT, Berenson A, Prior JC. Adolescent use of combined hormonal contraception and peak bone mineral density accrual: a meta-analysis of international prospective controlled studies. Clin Endocrinol. 2019;90:517-24. https://doi.org/10.1111/cen.13932.
15. Chacko MR, Middleman AB, Blake D. Contraception: Issues specific to adolescents. Disponível em: https://www.uptodate.com/contents/contraception-issues-specific-to-adolescents?search=contraception%20and%20adolescents&source=search_result&selectedTitle=1~150&usage_type=default&display_rank=1. Acesso em: 20 set. 2023.
16. Medical Eligibility Criteria for Contraceptive Use. 5th ed. Geneva: World Health Organization; 2015. PMID: 26447268.
17. Rizzo ADCB, Goldberg TBL, Biason TP, Kurokawa CS, Silva CCD, Corrente JE et al. One-year adolescent bone mineral density and bone formation marker changes through the use or lack of use of combined hormonal contraceptives. J Pediatr (RJ). 2019 Sep-Oct;95(5):567-74. doi: 10.1016/j.jped.2018.05.011.
18. Orsolini LR, Goldberg TBL, Caldeirão TD, Cristiane SC, Rizzo ADCB, Biason TP et al. Bone impact after two years of low-dose oral contraceptive use during adolescence. PLoS One. 2023 Jun. 8;18(6):e0285885. doi: 10.1371/journal.pone.0285885.
19. Tepper NK, Curtis KM, Cox S, Whiteman MK. Update to U.S. Medical Eligibility Criteria for Contraceptive Use, 2016: Updated Recommendations for the Use of Contraception Among Women at High Risk for HIV Infection. MMWR Morb Mortal Wkly Rep 2020;69:405-10.
20. WHO. Emergency contraception [Internet]. Geneva: World Health Organization. [publicado em 9 de novembro de 2021; 20 set. 2023]. Disponível em: https://www.who.int/news-room/fact-sheets/detail/emergency-contraception.
21. Brasil. Ministério da Saúde. Secretaria de Atenção à Saúde. Departamento de Ações Programáticas Estratégicas. Anticoncepção de emergência: perguntas e respostas para profissionais de saúde. Ministério da Saúde. 2. ed. Brasília: Editora do Ministério da Saúde, 2011. 44 p.

22. Turok D. Emergency contraception [Internet]. Up To Date. [última revisão 22 de março de 2023; 20 set. 2023]. Disponível em: https://www.uptodate.com/contents/emergency-contraception?search=emergency%20contraception&source=search_result&selectedTitle=1~150&usage_type=default&display_rank=1.
23. Amorim RV, Barbieri MA, Bôtto-Mebezes C et al. Why are pediatricians uncomfortable with prescribing emergency contraception for adolescentes. Rev Paul Pediatr. 2023;41:2202-2060.
24. Leelakanok N, Methaneethorn J. A systematic review and meta-analysis of the adverse effects of levonorgestrel emergency oral contraceptive. Clinical Drug Investigations. 2020;40:395-420.
25. Li RHW, Lo SST, Gemzell-Danielson K et al. Oral emergency contraception with levonorgestrel plus piroxicam: a randomised double-blind placebo-controlled trial. The Lancet. doi.org/10.1016/S0140-6736(23)01240-0.

Capítulo 9

Desafios no atendimento de adolescentes LGBTQIAPN+

Carolina Maria Soares Cresciulo
Andrea Hercowitz
Maria Sylvia de Souza Vitalle

O que você deseja para seu futuro? Que eu possa viver tempo suficiente para ver nossa sociedade se desconstruindo cada vez mais nos próximos anos.
Adolescente transgênero

Introdução

Populações LGBTQIAPN+ compartilham entre si a experiência de processos de estigmatização social causados pela reação comunitária à não conformação desses grupos às normas sociais cis-heteronormativas. Têm, em decorrência disso, maior frequência de agravos em saúde em comparação às pessoas que não pertencem a esses grupos.[1] Apresentam aproximadamente o dobro de chance de fumar e relatam maiores taxas de uso abusivo de álcool e de outras drogas. Os indicadores de saúde mental, nessa população de indivíduos, demonstram maiores taxas de depressão, ansiedade e ideação suicida.[2] Esses indicadores têm sido relacionados à experiência de "estresse de minorias", consequência da vivência cotidiana de constrangimentos sociais e violências relacionados à orientação sexual e à identidade de gênero diversas.[3]

Com relação à saúde de mulheres lésbicas, há escassez de estudos, em especial brasileiros, que produzam mais conhecimentos e reflexões sobre suas necessidades, sendo a discussão sobre os agravos específicos dessa população realizada predominantemente em outros países.[4] Mulheres lésbicas apresentam maior probabilidade de relatar sofrimento psíquico desencadeado pela violência, física e psicológica, em casa, no trabalho e em lugares públicos.[5]

Homens *gays* são menos propensos a ter sobrepeso ou serem obesos que homens heterossexuais. Homens bissexuais não diferem nesse parâmetro em relação aos homens heterossexuais. Ambos os grupos – homens *gays* e homens bissexuais, referem mais frequentemente distúrbios alimentares e problemas em relação à autoimagem. Além disso, homens *gays*, bissexuais e outros homens que fazem sexo com homens (HSH) apresentam maior risco para HIV e outras infecções sexualmente transmissíveis (IST).[1]

O Brasil é o país que mais mata indivíduos trans no mundo, de acordo com a Associação Nacional de Travestis e Transexuais (ANTRA). Cerca de 2% da população se identifica como trans, travesti ou não binária e, com raras exceções, ações que contemplem essa população são quase inexistentes, muitas vezes ocorrendo de maneira pontual e frágil, tanto do ponto de vista institucional como do jurídico, para o melhor enfrentamento da multiplicidade de aspectos a serem considerados. Nas últimas duas décadas, não ocorreram mudanças significativas nas condições de vida, escolaridade, renda, trabalho, saúde ou melhor enfrentamento das outras violências que sofrem, apesar do surgimento de algumas iniciativas. O **Mapeamento das Pessoas Trans no Município de São Paulo**, publicado em janeiro de 2021, mostrou que 7% têm entre 16 e 20 anos de idade.[6]

A população trans é a que apresenta os piores marcadores em saúde quando comparada a outras populações representadas pela sigla LGBTQIAPN+. Alguns dos problemas de saúde mais identificados entre os jovens são a depressão, ansiedade, problemas de imagem corporal, ideação e tentativas de suicídio, decorrentes principalmente das vivências de rejeição social e pouco suporte familiar, além de *bullying* e experiências de estigmatização e discriminação.[7] A incidência de IST/HIV também é elevada.

Acesso aos serviços de saúde

Pessoas transgênero enfrentam iniquidades em saúde decorrentes das dificuldades de acesso ao Sistema de Saúde: o desconhecimento sobre opções de serviços de saúde para pessoas trans é relatado frequentemente. A hormonização sem acompanhamento e sem prescrição médica e o uso de silicone industrial injetável em substituição ao implante de próteses mamárias, por aproximadamente 49% das travestis e mulheres trans, figuram como importantes problemas de saúde.[8]

A população de jovens e adolescentes LGBTQIAPN+ está sujeita à ação da violência. A Pesquisa Nacional Sobre o Ambiente Educacional no Brasil feita com estudantes de 13 a 21 anos revelou que entre 73% e 68% dos jovens sofreram agressão verbal e que entre 27% e 25% deles sofreram agressões físicas por conta de sua orientação sexual e identidade de gênero, respectivamente. Além disso, 56% dos jovens referem ter sido assediados sexualmente na escola.[9]

Ao procurarem cuidados de saúde, populações LGBTQIAPN+ experimentam uma série de barreiras, o que dificulta o processo de cuidado e pode afastar esses indivíduos dos equipamentos de saúde.

Discursos que pregam que não há diferenças no atendimento das pessoas LGBTQIAPN+, que essa população não busca os serviços médicos por falta de interesse, ou que o profissional não se sente capacitado para atender essa população e, portanto, não o fará, são conhecidos como "discursos do não". A percepção desses discursos em profissionais médicos da Atenção Primária demonstra a falta de competência cultural dos Serviços de Saúde para atender a diversidade de saúde da população LGBTQIAPN+. Os profissionais não reconhecem as especificidades das pessoas desse grupo populacional e as comparam com qualquer outro usuário do serviço de forma a dificultar o reconhecimento das necessidades trazidas por eles. Justificam a incapacidade de abordar essas especificidades no cuidado, ao mesmo tempo em que se eximem dessa responsabilidade, tornando mais difícil o acesso e, muitas vezes, inviabilizando-o. Existem outras dificuldades que desafiam a permanência desse grupo no Sistema de Saúde: a revelação sobre sua orientação sexual e as atitudes dos profissionais figuram como um fator importante que afeta negativamente a experiência de grupos de minorias em seus cuidados em saúde.[10]

Apesar de a Política de Saúde Pública se embasar nos princípios assegurados na Constituição Federal de 1988 (CF/88), que garantem a cidadania e a dignidade da pessoa humana (BRASIL, 1988, art. 1º, II e III), reforçados no objetivo fundamental da República Federativa do Brasil de "promover o bem de todos, sem preconceitos de origem, raça, sexo, cor, idade e quaisquer outras formas de discriminação" (BRASIL, 1988, art. 3º, IV), as dificuldades do acesso são cruciais e impactantes para as pessoas LGBTQIAPN+.[11]

Em recente estudo transversal realizado no Rio Grande do Sul e São Paulo, com avaliação por meio de questionários respondidos por pessoas transgêneras adultas entre 18 e 64 anos, revelou-se, entre outras constatações, que, no âmbito de Saúde Pública, o atendimento se mostra deficitário e discriminatório em razão de atitudes como: recusa do uso do nome social para 38% das mulheres trans e 45% de homens trans; injúria ou linguagem insultuosa durante a consulta ocorreu em 20% dos atendimentos de mulheres trans e em 19% dos homens trans; os médicos, em seu atendimento, por suas posturas e falas, acabam por desencorajar o paciente a afirmar seu gênero e, portanto, em dar continuidade ao acompanhamento em saúde, o que aconteceu em 18% dos atendimentos de mulheres trans e 20% dos homens trans. A história de discriminação foi associada ao aumento de 6,72 vezes na evitação dos Serviços de Saúde.[9]

Políticas públicas – onde estamos e para onde vamos

Visibilidade, vulnerabilidade e representatividade têm, entre si, íntima relação e denotam a necessidade de construção e implementação de Políticas Públicas direcionadas a este grupo populacional, que vem sendo sistematicamente discriminado nos contextos social, político, econômico e cultural. A visibilidade ampliada dessa população evidenciará, efetivamente, suas particularidades e necessidades sociais de educação, moradia, renda ou saúde e isso possibilitará romper tabus, preconceitos e estigmas que, ainda hoje, estão presentes no seu cotidiano. A vulnerabilidade deste grupo populacional se agravou ainda mais no período da pandemia e, mais do que nunca, é premente promover o apoio emocional, social, político e, muitas vezes, financeiro a ele. A representatividade efetiva é essencial para promover a garantia de direitos voltados para esta população.[12] Existem ações que podem se tornar políticas sociais que cooperem para atenuar as vulnerabilidades. Se estas estiverem relacionadas ao desenvolvimento e à promoção do bem-estar na sociedade e, consequentemente, assegurarem o direito de cidadania a estas pessoas, podem, sob a tutela do Estado, se tornar políticas públicas.

No cenário brasileiro, ainda estamos caminhando para implementar e garantir políticas públicas necessárias para atender às necessidades e especificidades deste grupamento populacional, porém já existem marcos em que a participação e o empenho da sociedade civil devem ser considerados para o surgimento e implementação destas ações. Nesse sentido, merecem destaque: no Brasil, em 2001, foi criado o **Conselho Nacional de Combate à Discriminação (CNCD)**, vinculado ao Ministério da Justiça, e os grupos de ativismo LGBTI iniciaram reivindicações de políticas públicas para promover a sua cidadania e os direitos humanos; **Brasil sem Homofobia** (2004) – Programa de combate à violência e à discriminação contra GLBT; **Plano Nacional de Promoção da Cidadania e Direitos Humanos de Lésbicas, *Gays*, Bissexuais, Travestis e Transexuais (NDCDH-LGBT)** (2009); **Portaria n. 2836 – que institui a Política Nacional de Saúde Integral de Lésbicas, *Gays*, Bissexuais, Travestis e Transexuais** (2011); **Sistema Nacional de Promoção de Direitos e Enfrentamento à Violência contra LGBT** (2013).

Atualmente, discutir políticas públicas de segurança é uma das prioridades do movimento LGBTQIAPN+, com base no artigo 144 da Constituição Federal/88, que reconhece a segurança como um dos direitos individuais fundamentais e como direito social.

A criação do **Dia Internacional de Orgulho LGBTQIA+** ou **Dia do Orgulho *Gay*** tem como principal objetivo conscientizar as pessoas sobre a importância do combate à homofobia para a construção de uma sociedade livre de preconceitos e não para celebrar, mas para colocar em evidência a luta para a defesa e promoção dos direitos de pessoas *gays*, lésbicas, bissexuais, transexuais e travestis.

Em abril de 2016, na semana das **Conferências Nacionais Conjuntas de Direitos Humanos**, foi publicado o Decreto Presidencial n. 8.727/2016, que dispõe sobre o uso do nome social e o reconhecimento da identidade de gênero de pessoas travestis e transexuais no âmbito da administração pública federal. Nome social é a designação pela qual a pessoa travesti ou transexual se identifica e é socialmente reconhecida. A partir daí, os órgãos e as entidades da administração pública federal direta, autárquica e fundacional deverão adotar em seus atos e procedimentos o nome social da pessoa travesti ou transexual, de acordo com o requerimento desta. Deverá também constar o campo "Nome Social" nos registros de sistema de informação, de cadastros, de programas, de serviços, de fichas, de formulários e de prontuários, por exemplo. O nome social deverá vir em destaque nesses instrumentos, acompanhado do nome civil, o qual deverá ser utilizado apenas para fins administrativos internos. Deverá constar nos documentos oficiais o nome social da pessoa travesti ou transexual, assim como requerido a qualquer tempo.

A Resolução n. 1, de 19 de janeiro de 2018, do Conselho Nacional de Educação, vinculado ao Ministério da Educação (MEC), prevê o uso do nome social em todas as escolas, públicas e privadas, da educação básica. Maiores de idade também podem solicitar o nome social na escola ou faculdade no ato da matrícula ou a qualquer momento, sem necessidade de autorização de ninguém. Menores de 18 anos precisam que um dos pais ou representantes legais o solicite. Porém, se os responsáveis não concordarem, o Ministério Público ou o Conselho Tutelar podem intervir. Então, o estabelecimento de ensino tem o dever de seguir o que determina a resolução e justificativas infundadas para usar o nome social podem ser judicializadas por todo aquele que se sentir prejudicado. Embora o uso do nome social seja um direito indiscutível dos estudantes trans, é necessário que venha acompanhado de políticas de combate à discriminação para que a inclusão seja garantida.

Importante saber da existência de alguns direitos das crianças e adolescentes trans:

- **Banheiro:** têm o direito de utilizar o banheiro de acordo com o gênero com o qual se identificam, seja em espaços públicos, seja em privados.
- **Documentos:** podem acrescentar o nome social em seus documentos oficiais (p. ex., CPF, RG, título de eleitor e contas bancárias); para isso, é suficiente que o seu representante legal faça a solicitação.
- **Nome social:** devem ter seus nomes sociais respeitados em chamadas escolares, certificados, carteirinhas de estudante, diplomas e todos os demais documentos estudantis.
- **Retificação:** podem retificar o nome e/ou gênero, que deverá ser reivindicado pelo seu representante legal, judicialmente.
- **Uniforme escolar:** naquelas escolas em que o uso de uniformes se dá por diferenciação de gênero, podem escolher a vestimenta conforme seu gênero.

Para finalizar a reflexão relativa às políticas públicas, importante trazer luz aos "Princípios de Yogyakarta", que remetem à aplicação dos direitos humanos, previstos na Declaração Universal dos Direitos Humanos (1948), à comunidade LBGTQIAPN+ em relação à orientação sexual e à identidade de gênero. Os direitos tratados em 29 princípios se classificam em grupos temáticos: a universalidade dos direitos humanos; os direitos e liberdades fundamentais (como o direito à vida, à saúde, ao trabalho, à liberdade, à segurança e à privacidade); a não discriminação; a liberdade de expressão; o direito à migração e a asilo; o direito à participação e à promoção dos direitos humanos. Esse documento conceitua identidade de gênero como a profunda e sentida experiência interna e individual do gênero de cada pessoa, que pode ou não corresponder ao sexo atribuído no nascimento, incluindo a percepção pessoal do corpo (que pode envolver, por livre escolha, modificação da aparência ou função corporal por meios médicos, cirúrgicos ou outros) e outras expressões de gênero, inclusive vestimenta, modo de falar e maneirismos.[13]

Importância da família e núcleos sociais

Crianças e adolescentes LGBTQIAPN+ estão sujeitos a situações de julgamento, preconceito, estigmatização e discriminação no decorrer de sua infância e adolescência, o que resulta em piores marcadores em saúde física e mental, com impactos por toda a vida. Para minimizar as consequências dessas experiências, ter uma rede de apoio forte, constituída pela família e pelos núcleos sociais, é fundamental. Caso isso não aconteça, esses ambientes podem se tornar os primeiros perpetradores de violências.

Família

Ambientes familiares harmônicos, com estilos parentais positivos, nos quais a individualidade e a necessidade de cada filho são respeitadas e o diálogo está presente, são considerados protetores. No entanto, nem sempre a temática de diversidade sexual e de gênero é compreendida, sendo motivo de dúvidas para os responsáveis, que costumam buscar nos profissionais de Saúde as respostas para suas angústias. Alguns familiares têm a percepção da possibilidade de terem filhos não cisgêneros ou não heterossexuais antes mesmo de estes assim se perceberem. A esses pais a orientação deve ser de que mantenham ambiente acolhedor, que demonstrem respeito à diversidade, fortalecendo a ideia de que todas as pessoas têm valor e que o amor aos filhos é incondicional. É necessário aguardar que a própria pessoa se perceba fazendo parte da população LGBTQIAPN+.

É comum que os familiares invisibilizem as vivências de seus filhos LGBTQIAPN+, acreditando que estes são novos demais para saberem quem são e o que os atrai. A diversidade de gênero já pode ser percebida entre 4 e 6 anos de idade, e a diversidade sexual costuma ser percebida entre 10 e 12 anos e deve ser respeitada assim que verbalizada.[14] É necessário compreender que a revelação da diversidade de gênero e/ou sexual, conhecida como "saída do armário", é um processo lento, elaborado gradativamente pela criança e pelo adolescente, muito antes de este revelar sua autopercepção para alguém, e, portanto, não deve ser invalidada. Uma das primeiras experiências negativas das vivências dessas pessoas é a negação de sua capacidade de autopercepção como indivíduo por parte de suas mães e pais. A grande maioria dos adultos LGBTQIAPN+ se lembra das expressões faciais e dos comentários que escutaram de seus familiares no momento da revelação da sua diversidade.

O maior desafio no atendimento de crianças e adolescentes são as famílias que negam a possibilidade de que seus filhos façam parte da população LGBTQIAPN+, agravando o sofrimento vivenciado por eles. Inicialmente é preciso entender o porquê da dificuldade de aceitação, sendo os motivos mais comuns: culpa; sentimento de julgamento pela sociedade; conflitos religiosos; inseguranças com a sua própria sexualidade; medo de violência. O profissional de Saúde deve estar preparado para debater cada um desses pontos. Diante da persistência da negação da diversidade dos filhos, é possível apresentar às famílias dados relacionados às repercussões da rejeição parental, como aumento de incidência de IST e de HIV, uso de substâncias, depressão, autolesão não suicida e tentativas de suicídio.[15]

Escola

A escola é o local onde adolescentes passam a maior parte de seus dias, sendo considerada uma das bases de apoio fundamentais para a saúde e o bem-estar de jovens LGBTQIAPN+. É um ambiente importante não só pelo conteúdo necessário para o aprendizado, mas também como espaço para o desenvolvimento de habilidade social e estreitamento de vínculos de amizade, desenvolvimento de autoestima e de autonomia.[16]

Infelizmente, pode ser também o local onde vivenciam as maiores experiências de violências de suas vidas. De acordo com pesquisas realizadas no Brasil e no mundo, situações de violência nas escolas são muito frequentes e não são praticadas somente por estudantes, mas também pela equipe de docentes, diretores, coordenadores e outros,[9,17] seja por desconhecimento, seja por preconceito. A violência pode ser física, sexual e psicológica, mas também relacionada à ausência de conteúdo programático nas áreas de ensino que incluam a existência de pessoas não cisgêneras, não heterossexuais e intersexo. Pode ocorrer no espaço da escola, em aulas, nos intervalos ou no banheiro, no trajeto de ida e volta para a escola ou mesmo *online*. A população trans sofre constante desrespeito em relação ao uso do nome social e de pronomes, ao direito ao uso de banheiro e uniformes, à divisão de turmas nas aulas esportivas e de quartos em acampamentos. Escolas que não têm cuidado com a inclusão dos alunos LGBTQIAPN+ geram agravamento na saúde mental e física destes, como risco para ansiedade, depressão, estresse, baixa autoestima, prática de autolesão não suicida, isolamento social, suicídio. Como consequência, esses estudantes apresentam altos índices de evasão escolar, com piora da possibilidade de inserção no mercado de trabalho, assim como redução da perspectiva de um futuro de qualidade da expectativa de vida.[16]

Abordar a possibilidade da diversidade sexual, de gênero e de corpos nas escolas, como parte do conteúdo das aulas, promove redução significativa nos índices de violência nesse ambiente e traz benefícios para toda a sociedade.

Centros religiosos e outros núcleos sociais

Além das escolas, adolescentes usualmente frequentam outros ambientes, como centros religiosos, clubes, escolas de esportes, dança, línguas entre outros. Em todos esses lugares, é preciso que se estabeleçam regras de respeito, inclusão, acolhimento e não violência contra a população LGBTQIAPN+. Atos resultantes do preconceito precisam ser coibidos e condutas educativas devem ser tomadas.

A espiritualidade faz parte do conceito de saúde integral. Estar vinculado a alguma religião costuma ser um fator de proteção contra comportamentos de risco e favorece o desenvolvimento de resiliência, por isso o direito à prática da religião deve ser garantido em todas as comunidades.[18]

A religião, muitas vezes, é erroneamente usada como argumento contrário à diversidade sexual e de gênero, o que torna os centros religiosos, habitualmente um local de estreitamento de relações com pessoas com as mesmas crenças, que permitem a socialização por intermédio de grupos de jovens e oferecem conforto nos momentos difíceis da vida das pessoas, mais um espaço onde acontece a exclusão de adolescentes LGBTQIAPN+.

Atualmente líderes religiosos de todos os credos têm se posicionado e atuado contra essa prática, reforçando e celebrando a igualdade entre todos os seres humanos. É interessante que profissionais de Saúde tenham contato com esses representantes para indicá-los quando perceberem que se trata de um espaço importante para o adolescente e sua família.

Considerações finais

Existem muitas deficiências no atendimento e suporte das pessoas LGBTQIAPN+ nos Serviços de Saúde no Brasil, o que se constitui em um dos principais causadores dos agravos em saúde nessa população. É necessário que sejam feitas melhorias para o acesso, acompanhamento, agendamento e realização de exames, assim como de procedimentos de modificações corporais que podem ser desejadas pela população trans, travesti e não binária, que tem esse direito assegurado pelos princípios do Sistema Único de Saúde (SUS).

A escassez de estudos sobre a população LGBTQIAPN+, inclusive entre adolescentes, reproduz também a falta de percepção e de aptidão dos profissionais de Saúde no atendimento e no acompanhamento desses indivíduos que ficam à margem das possibilidades de tratamento e acesso à saúde a que têm direito. Há falta e falha no suporte psíquico necessário para prevenção das consequências em saúde física e mental diante das violências a que estão expostos no cotidiano, tanto no ambiente social como dentro dos Serviços de Saúde.

Profissionais de Saúde devem estar habilitados para o atendimento de crianças e de adolescentes LGBTQIAPN+, assumindo importante papel na prevenção e promoção de sua saúde. Fazem parte de sua atuação: criar ambiente adequado para o atendimento; promover acolhimento individual; incentivar acolhimento familiar; fornecer orientação para famílias, escolas e outros núcleos sociais. Além disso, podem assumir o protagonismo para articular o trabalho com equipe transdisciplinar, tanto na rede de saúde como intersetorial; produzir informações em saúde e pesquisas que possam auxiliar no aprimoramento de ações direcionadas à população LGBTQIA+; realizar educação permanente e atividades de ensino que levem em consideração a diversidade sexual e de gênero.

Referências bibliográficas

1. Ard KL, Makadon HJ. Improving the care of lesbian, gay, bisexual and transgender people: Understanding and eliminating health disparities. Boston, MA: The Fenway Institute, 2012.
2. Conron KJ, Mimiaga MJ, Landers SJ. A population-based study of sexual orientation identity and gender differences in adult health. Am J Public Health, 2010;100(10):1953-60.
3. Tordoff DM, Wanta JW, Collin A, Stepney C, Inwards-Breland DJ, Ahrens K. Mental health outcomes in transgender and nonbinary youths receiving gender-affirming care. JAMA Network Open. 2022 Feb 1;5(2):e220978.
4. Teixeira-Filho FS, Rondini CA. Ideações e tentativas de suicídio em adolescentes com práticas sexuais hetero e homoeróticas. Saúde Soc. 2012;21(3): 651-67.
5. Barbosa RM, Facchini R. Acesso a cuidados relativos à saúde sexual entre mulheres que fazem sexo com mulheres em São Paulo, Brasil. Cadernos saúde pública. 2009;2:S291-S300.
6. Mapeamento das Pessoas Trans no Município de São Paulo. Disponível em: https://www.prefeitura.sp.gov.br/cidade/secretarias/upload/direitos_humanos/LGBT/AnexoB_Relatorio_Final_Mapeamento_Pessoas_Trans_Fase1.pdf. Acesso em: 30 set. 2023.
7. Valadão RC, Gomes R. A homossexualidade feminina no campo da saúde: da visibilidade à violência. Physis. 2011;21(4):1452-67.
8. Costa AB, Rosa FHT, Pase PF, Fontanari AMV, Catelan RF, Mueller A et al. Healthcare needs of and access barriers for Brazilian transgender and gender diverse people. J Immigr Minor Health. 2018;20:1115-23.
9. Associação Brasileira de Lésbicas, Gays, Bissexuais e Travestis e Transexuais. Secretaria de Educação. Pesquisa Nacional sobre o Ambiente Educacional no Brasil 2015: as experiências de adolescentes e jovens lésbicas, gays, bissexuais e travestis e transexuais em nossos ambientes educacionais. Curitiba. ABGLT, 2016.

10. Paulino DB, Rasera EF, Teixeira FB. Discursos sobre o cuidado em saúde de lésbicas, gays, bissexuais e travestis, transexuais (LGBT) entre médicas(os) da Estratégia Saúde da Família. Interface. Botucatu. 2019;23:e180279.
11. BRASIL. Constituição (1988). Constituição da República Federativa do Brasil. Brasília: Senado Federal, 1988. Título VIII – Da Ordem Social, Seção II – Da Saúde – artigo 196-200, 1988.
12. VOTELGBT. Diagnóstico LGBT+ na pandemia: desafios da comunidade LGBT+ no contexto de isolamento social em enfrentamento à pandemia do coronavírus. Disponível em: https://static1.squarespace.com/static/5b310b91af2096e89a5bc1f5/t/5ef78351fb8ae15cc0e0b5a3/1593279420604/%5Bvote+lgbt+%2B+box1824%5D+diagnóstico+LGBT%2B+na+pandemia completo.pdf. Acesso em: 27 set. 2023.
13. Princípios de Yogyakarta. Princípios sobre a aplicação da legislação internacional de direitos humanos em relação à orientação sexual e identidade de gênero. 2007. Disponível em: https://www.mpf.mp.br/pfdc/midiateca/outras-publicacoes-de-direitos-humanos/pdfs/principios-de-yogyakarta-mais-10-2017-1/at_download/file#. Acesso em: 27 set. 2023.
14. Hercowitz A, Santos TEC. Desenvolvimento da infância e adolescência das pessoas LGBTQIA+. In: Ciasca SV, Hercowitz A, Junior AL. Saúde LGBTQIA+ práticas de cuidado transdisciplinar. Santana do Parnaíba. Barueri: Manole, 2021. p. 113-20.
15. A Practitioner's Resource Guide: helping families to support their LGBT children. HHS Publication No. PEP14-LGBTKIDS. Rockville, MD: Substance Abuse and Mental Health Services Administration, 2014.
16. Hercowitz A, Fernandes EC, Crenzel G. Incongruência de gênero e afetivo-sexual. In Tratado de Pediatria – Sociedade Brasileira de Pediatria. Barueri: Manole, 2021. p. 871-76.
17. Livres & Iguais – Nações Unidas. Bullying-and-Violence. 2017 [internet]. Disponível em: https://www.unfe.org/wp-content/uploads/2017/05/Bullying-and-Violence-PT.pdf. Acesso em: 30 set. 2023.
18. Aguiar DM et al. Religiões e suas interfaces com a diversidade sexual e de gênero. In Saúde LGBTQIA+ Práticas de cuidado transdisciplinar. Barueri: Manole, 2021. p. 72-81.

Capítulo 10

O adolescente e o mundo virtual

Elisiane Elias Mendes Machado
Alexandre Massashi Hirata

Mãe chega ao consultório preocupada com o comportamento do filho Renan que não quer mais sair do quarto, só fica no computador. Até a comida tem de ser levada ao quarto, senão ele não come. Sente muitas dores nas costas, está com dificuldade de enxergar e a professora refere que teve uma piora no aprendizado e está dormindo em sala de aula. Dra., o que eu devo fazer?

Introdução

O mundo mudou! A chegada da tecnologia na vida do ser humano é um fato!

Crianças e adolescentes já crescem com um novo modelo de interação com o mundo digital que, ao que tudo parece, não será revertido.

As informações estão na palma da mão o alcance de apenas um clique. Em segundos, chegam respostas às perguntas feitas, hoje, cada dia mais completas.

As novas tecnologias de comunicação e informação proporcionaram mais interatividade entre as pessoas. Conhecer lugares, falar com pessoas de outros países e línguas tornaram-se uma prática frequente. O uso de jogos eletrônicos e os novos comportamentos foram criados no mundo virtual como *sexting*, FOMO, *grooming*, *ghosting* etc., que serão abordados ao longo do capítulo.

O estudo mais recente *TIC Kids Online 2021*, publicado pelo Centro Regional de Estudos para o Desenvolvimento da Sociedade da Informação (Cetic.br), ligado ao Comitê Gestor da Internet do Brasil (CGI.br) e que tem como objetivo gerar evidências sobre o uso da internet por crianças e adolescentes no Brasil, demonstra que 67% dos adolescentes de 13 a 14 anos jogam na internet conectados a outros jogadores e 33% dos adolescentes realizam essa atividade mais de uma vez ao dia.[1]

Nesse mesmo estudo, 39% das crianças e dos adolescentes de 9 a 10 anos achavam que seus pais sabiam "mais ou menos" das suas atividades *online*.[1]

Jogar por equipamentos eletrônicos faz parte da atividade habitual de interatividade entre crianças e adolescentes. A indústria dos *games* (jogos) é um dos setores que crescem mais rapidamente na economia global.[2]

Estudos recentes demonstram que os jogos eletrônicos ativam mais áreas do cérebro, quando comparados a outros jogos, apontando maior ativação do hipocampo e do córtex pré-frontal.

O uso frequente de jogos eletrônicos de ação estimula o desenvolvimento da capacidade visual, da noção espacial e da coordenação motora, quando se usam manobras, truques e senhas para avanço nos jogos, melhorando também a capacidade de memória.

Os jogos eletrônicos têm importância também no desenvolvimento normal de funções executivas (FE) sendo usado como uma estratégia de tratamento para o transtorno do déficit de atenção e hiperatividade (TDAH).[3-5]

As FE correspondem ao conjunto de habilidades que permitem ao indivíduo realizar comportamentos orientados por metas, avaliar a eficácia desses comportamentos, resolver problemas, abandonar estratégias ineficazes e formular planos de ação baseado em experiências prévias.[6,7]

As FE contemplam várias funções cognitivas que implicam atenção, concentração, seletividade de estímulo, capacidade de abstração, planejamento, flexibilidade do controle mental, autocontrole e memória operacional.[8,9]

Algumas características, como a linearidade dos jogos, ajudam na otimização das FE. Outras características, como dificuldades para passar de uma fase a outra, possibilitam novas estratégias com diferentes aprendizagens. Os jogos virtuais desenvolvem competências para o mundo extrajogo, inclusive na preparação para o trabalho, aperfeiçoam habilidades visuoespaciais e de atenção.

O uso de jogos tem sido comprovado como benéficos, como exemplo, o SPARX que é um jogo de computador *online* gratuito, para auxiliar jovens com depressão leve a moderada, estresse ou ansiedade. O jogo ajuda a resolver seus problemas por conta própria, de acordo com uma abordagem psicoterapeuta de fala, chamada terapia cognitivo-comportamental.[10]

O SPARX convida o usuário a participar de sete desafios durante 4 a 7 semanas, em que seu *avatar* tem que aprender a lidar com a raiva e a dor e transformar seus sentimentos negativos em pensamentos positivos.[10]

O aspecto negativo do uso excessivo da internet está relacionado com um baixo funcionamento cognitivo e redução de volume de várias áreas do cérebro e está relacionada com a diminuição da inteligência verbal e um menor crescimento do volume da massa cinzenta e branca do cérebro em várias áreas, depois de poucos anos.[11]

A American Psychological Association (APA) reconhece uma ligação entre videogames violentos e aumento de atitudes violentas e agressivas nos jovens (insultos, ameaças), diminuição da sensibilização e diminuição da empatia, mas não houve nenhuma relação com violência real ou comportamento criminoso.[12]

Os jogos de videogames podem gerar um grau de dependência importante, causando o que denominamos *gaming disorder*. Um problema reconhecido pela Organização Mundial da Saúde (OMS) como um distúrbio de saúde mental, cujo diagnóstico é feito por um padrão de jogo persistente ou recorrente por pelo menos 12 meses e que apresente todas essas características de perda de controle sobre jogar, em que o indivíduo joga por mais tempo que programou e não consegue parar, dá prioridade sempre para jogar, o que se sobrepõe às atividades diárias (sono, alimentação, estudo, relacionamento), e continuidade ou mesmo aumento da atividade de jogar apesar das consequências negativas com prejuízo significativo em todas as áreas da vida.[13]

É importante conhecer os dez desafios mais perigosos da internet à qual todos têm acesso, principalmente adolescentes que acham que com eles nada acontece:

1. **Baleia azul:** desafio que incita à automutilação e ao suicídio. Tem esse nome em razão do comportamento suicida desses animais.
2. **O desafio da canela:** jogo antigo em que os participantes engolem uma colher ou mais de canela, sem tomar água. Pode dar origem a sérios problemas respiratórios e de garganta. Há registro de morte por asfixia.
3. **Surfar em cima do carro em movimento:** consiste em fazer acrobacias sobre um automóvel em movimento.
4. **Desafio da água fria:** mergulhar em água gelada sob o risco de hipotermia, de outras doenças e mesmo afogamento.
5. **Jogo de fogo:** tocar fogo em líquidos inflamáveis que se despejam pelo corpo.
6. ***Kylie lip challenge*:** foi muito popular entre as meninas para provocar nas jovens uma boca parecida com a de Kylie Jenner do clã Kardashian, consistia em colocar um copo de *shot* em volta da boca e sugar todo ar que se conseguisse.
7. **Desafio do preservativo:** encher um preservativo com água como se fosse um balão, dar um nó e fazê-lo cair sobre a cabeça, cobrindo-a totalmente ao estilo capacete. O perigo vai desde o rebentamento à asfixia, entre outros.

8. **Inalar coisas:** consiste em inalar objetos e tirá-los pela boca, que vão desde preservativos a balões. Os problemas são asfixia, problemas de garganta, nariz ou boca.
9. **Desafio de estrangulamento:** envolve dois jovens e um estrangula o outro até o desmaio, o que é filmado e compartilhado nas redes sociais.
10. **Sal e gelo:** os jovens colocam gelo e sal nas mãos e as fecham com força. Ganha quem ficar mais tempo. O problema são as queimaduras de 2º e 3º graus.

Outro efeito negativo do uso excessivo de telas é o seu uso durante a noite, o que diminui a quantidade e a qualidade do sono. Noites mal dormidas podem aumentar a ansiedade, e isso aumenta o consumo de doces, que, junto ao sedentarismo, poderá causar obesidade.

Muitas horas sentadas e mau posicionamento do corpo podem causar problemas de coluna. Forçar demasiadamente a vista pode trazer problemas de visão; enfim, sérios comprometimentos não só na saúde mental como também na física.

O profissional de Saúde deve estar atento ao fato de o uso de redes sociais ter de ser consciente e crítico. Deve conhecer o contexto, compreender mensagens, avaliar a maturidade do adolescente, medos, o consumo, discutir valores e identificar consequências práticas de suas ações.[14]

O que os pais e os profissionais da Saúde devem considerar ao conversar com os adolescentes sobre o tema?

- Conversar com o adolescente sobre como equilibrar o tempo dedicado às tecnologias e às atividades *offline*, falar sobre a importância da priorização de atividades como horas adequadas de sono, socialização com amigos, os trabalhos de escola, uma alimentação regular.
- Ficar atento aos vídeos, os pais devem ficar atentos aos vídeos e orientá-los sobre os conteúdos. Podem aparecer outros vídeos *online* com linguagem ofensiva. É importante os pais assistirem com os filhos a esses vídeos para avaliar se são adequados.
- Conhecer as classificações e adequação para a idade dos temas incluídos.
- Conscientizar os adolescentes sobre o fato de que nem todo mundo *online* é o que diz ser.
- Manter uma atividade respeitosa à linguagem e às interações com outros jogadores para evitar o *bullying* ou *cyberbullying.*
- Reconhecer que estão jogando por longo tempo, desrespeitando o cansaço do corpo e sem perceber as alterações de humor.
- Lidar com o estresse/fúria enquanto jogam, fazendo intervalos regulares e policiando-se para não publicar algo de que possam se arrepender depois.
- Ter espírito crítico.

Cuidados importantes

A internet permite uma comunicação constante, disponível 24 horas por dia e a partir de qualquer lugar do mundo. Adultos, jovens e adolescentes se entretêm com conteúdos eróticos enviados através das redes.

A internet amplia os relacionamentos, porém implica grandes riscos principalmente para os adolescentes. Explorar o próprio corpo e enviar mensagens sexuais pode desencadear sérios problemas relacionados com a intimidade e a segurança.

O abuso sexual faz parte de um conceito ampliado de violência sexual. O adulto maneja o poder sobre o adolescente para a satisfação do próprio prazer ou para usar imagens com pornografia infantil. O adolescente é forçado ou manipulado a praticar atos sexuais e expor imagens ilícitas que comprometem seu desenvolvimento físico e psicológico. O abuso sexual pode ocorrer dentro ou fora do seio familiar, com ou seu contato físico.

O assédio sexual consiste em propostas de relações sexuais, filmagens com chantagens ou ameaça, nem sempre com contato físico.

O abuso verbal pode se dar por conversas presenciais, virtuais ou telefonemas sobre atividades sexuais que despertam a curiosidade do adolescente.[15]

O exibicionismo também pode acontecer; é quando o adulto mostra ao adolescente suas partes íntimas e masturba-se até atingir o orgasmo.

O *voyeurismo* é a ação de invadir a privacidade dos adolescentes sem que ele saiba, com uso de webcams, por exemplo.

A pornografia infantil é uma forma de exploração sexual, há produção e exibição de imagens, com material comercializado com sexo explícito envolvendo menores de idade com finalidade de prazer pessoal.[16]

As redes sociais oferecem um serviço *online* em que é possível criar várias amizades virtuais. Pode-se criar um perfil ou páginas pessoais em que se compartilham textos, imagens, vídeos com outros usuários. Qualquer pessoa pode criar perfis que podem ser de amigos e de conhecidos.

Os perfis podem ser facilmente modificados. Uma única pessoa pode criar vários perfis, inclusive falsos, e dificilmente são descobertos. Em geral, o abusador cria um perfil falso e infantilizado e torna-se amigo de adolescentes.[16]

Bullying é uma palavra de origem inglesa, que denota comportamento violento, de intimidação entre os pares que pode causar prejuízos psicológicos e físicos. É um comportamento de mau trato, com intimidação entre os iguais (estudantes) que sofrem danos tanto físicos como psicológicos.

Quando isso acontece em ambiente virtual, denomina-se *cyberbullying*, cuja propagação é rápida e a respectiva permanência na internet aumenta a agressividade contra a vítima.

A exploração sexual de adolescente na *web* inclui todos os atos que os expõe a situações sexualizadas, sejam sozinhas, sejam com parceiros, tendo a internet como meio de exploração.[15] Os materiais também podem ser gerados digitalmente de maneira artificial, fazendo as imagens parecerem reais.

A publicação de informações privadas de forma *online* é feita de várias maneiras: *Happy Slapping*; sextorção; *grooming*; e *sexting*.

Happy slapping

É uma forma de *cyberbullying* em que um ou vários indivíduos agridem uma pessoa e outros gravam a violência e publicam em redes sociais. O objetivo é "trollar" a vítima.

Grooming

É o aliciamento pela internet, por um adulto, que se camufla sob uma identidade com idade aproximada à da vítima escolhida. É um fenômeno recente que causa um sofrimento mental importante ao adolescente.

O aliciamento começa no *online* e evolui rapidamente para o *offline*. É silencioso e de difícil identificação, pode levar de meses a anos até que seja percebido pela própria vítima.[15]

Sextorção

O termo é formado por duas palavras - "sexual" e "extorsão" - e caracteriza-se pela ameaça de se distribuírem materiais íntimos e sexuais produzidos pela própria vítima, a não ser que ela cumpra determinadas exigências.[15]

Na *cyber extorsão*, há um gradual aumento de ofensas sexuais com base em imagens, as quais são usadas para causar danos. É uma ameaça e um desassossego permanentes.[17]

FOMO (*fear of missing out*) (medo de ficar de fora)

A síndrome de FOMO foi definida na literatura científica como a apresentação de que outras pessoas conhecidas estão tendo experiências gratificantes das quais ele próprio não está participando. Isso pode gerar uma ansiedade importante. Outro fator da síndrome é a necessidade e um desejo persistente de estar sempre conectado com as pessoas da sua rede social que ajuda a trazer um alívio dessa ansiedade.[18]

A síndrome de FOMO pode atingir o excesso de verificação e de resposta a cada mensagem que chega, atrapalhando a produtividade diária do indivíduo. As evidências indicam que está mais relacionada à idade mais jovem e ao sexo feminino.

"O medo de ficar de fora" pode gerar crises de ansiedade e até depressão. Quem sofre com essa síndrome apresenta angústia, ansiedade de saber do outro, querendo atualização frequente da vida do outro.

Esse sentimento de estar fora das redes sociais dura minutos e o paciente se sente mais presente na vida *online* do que *offline*. Isso tudo traz um impacto negativo no humor e na satisfação geral com a vida.

Sexting

O termo *sexting* une duas palavras *sex*, de sexo, e *texting*, referente à mensagem, que é a troca interpessoal de textos autoproduzidos e com conteúdo sexualizado, e podem ser acrescidos fotos e vídeos transmitidos por telefones celulares (o mais comum) ou internet. No Brasil, o termo mais usado para essa situação é *nudes*.

O *sexting* também pode se tornar um *cyberbullying* quando as mensagens são divulgadas sem a autorização e o conhecimento do parceiro envolvido. É violência quando um parceiro obriga o outro a lhe enviar fotos e textos.

A princípio, o *sexting* não é um fator de risco e não é praticado exclusivamente entre os adolescentes. O risco está relacionado a variáveis como conteúdo das mensagens, quando expressam violência, e idade dos praticantes. Quanto menor a idade, maior o risco.[19]

Ghosting

O termo *ghosting* vem da palavra *ghost* (fantasma, em inglês) para definir o desaparecimento repentino das pessoas do outro lado da tela. As conversas fluem com naturalidade, não há nenhum sinal que envolva qualquer tipo de problema no relacionamento e, de repente, não mais que de repente, um dos interlocutores some sem dar nenhum tipo de explicação.

Ghosting não se limita a relacionamentos românticos, ocorre em todos os tipos de relacionamentos, e os que o praticam o consideram fácil, prático e seguro.[20]

A internet permite uma comunicação constante, disponível 24 horas por dia em qualquer lugar do mundo. Por esse motivo é importante aprender a utilizá-la de forma segura. Não adianta proibir os adolescentes de usar celulares ou restringir seu acesso às redes sociais se não os educarmos sobre o uso adequado dessa tecnologia e transmitir-lhes valores como o respeito e a escuta.

A educação com base no respeito e no consentimento é o alicerce de toda relação saudável. É importante ensinar aos jovens o autorrespeito e a autoestima, a saber colocar limites, a como explorarem a sexualidade de forma segura, a como dizerem "não" e a respeitarem a decisão alheia quando o contato sexual é recusado assim a como a exigirem respeito quando o recusarem.

Referências bibliográficas

1. Comitê Gestor da Internet no Brasil. Centro Regional de Estudos para o Desenvolvimento da Sociedade da Informação. Pesquisa TIC Kids Online Brasil 2021 – Resumo Executivo. Disponível em: https://cetic.br/pt/publicacao/resumo-executivo-pesquisa-sobre-o-uso-da-internet-por-crianca-e-adolescentes-no-brasil-tic-kids-online--brasil-2021. Acesso em: 8 set. 2023.
2. Pesquisa Game Brasil 2022. Disponível em: https://www.pesquisagamebrasil.com.br/pt/. Acesso em: 8 set. 2023.
3. Alves L, Carvalho AM, Silveira JCC, Filho JFB, Fortini MS, Costa DSF et al. Videogame: suas implicações para aprendizagem, atenção e saúde de crianças e adolescentes. Rev Med Minas Gerais. 2009;19(1):19-25.
4. Delisle J, Braun CMJ. A context for normalizing impulsiveness at word for adults with attention deficit /hyperactivity disorder (combined type). Arch Clin Neuropsychol. 2011;26(7):602-13.
5. Manupella M. Estudo prova que videogames ajudam no tratamento do TDAH [Apresentação no Internacional Science and Engineering Fair; 2011; Los Angeles, EUA].
6. Goldberg E. O cérebro executivo: lobos frontais e a mente civilizada. Rio de Janeiro: Imago Editora; 2002.
7. Gazzaninga MS, Ivry RB, Mangun GR. Cognitive neuroscience. 2. ed. New York: W.W Norton; 2002.
8. Green J. Neuropychological evaluation of the older adult: a clinicians guidebook. San Diego: Academic Press; 2000.

9. Spreen O, Strauss E. A compendium of neuropychological test. Administration, norms and commentary. 1. ed. New York: Oxforf University Press; 1998.
10. Depression in children and young people: indentification and management. London: National Institute for Health and Care Excellennce (NICE); 49 p. Disponível em: https://www.nice.org.uk/guidance/ng134/resources/depression-in-children-and-young-people-identification-and-management-pdf-66141719350981. Acesso em: 25 jun. 2019.
11. Takeuchi H, Taki Y, Asano K, Asano M, Sessa Y, Yokota S et al. Impact of frequency of internet useon development of brain structures and verbal intelligence: longitudinal analyses. Hum Brain Mapp. 2018;39(11):4471-9.
12. Prescott AT, Sargent JD, Hull JG. Metaanalysis of the relationhip between violent vídeo game play and physical aggression over time. Proc Natl Acad Sci. 2018;115(40):9882-8.
13. WHO. ICD 11 Beta Draft (Mortalitty and Mortabidity Statistics). Geneva: World Health Organization; 2018. Disponível em: https://icd.who.int/dev11/l-m/en. Acesso em: 24 jan. 2023.
14. Departamento de Medicina do Adolescente. Adolescentes, jogos eletrônicos e gaming desorder – Atualização. Sociedade Brasileira de Pediatria. 2024;66:10p.
15. Pereira LPB. O adolescente e o fenômeno grooming: uma revisão sistemática [tese] [Internet]. Guarulhos: Universidade Federal de São Paulo; 2021 [20 set. 2023]. Disponível em: https://repositorio.unifesp.br/bitstream/handle/11600/64935/DISSERTA%C3%87%C3%83O%20DE%20MESTRADO%20LEDA%20PAULA%20BERNARDI%20PEREIRA.pdf?sequence=1&isAllowed=y.
16. Lowenkron L. Abuso sexual infantil, exploração sexual de crianças, pedofilia: diferentes nomes, diferentes problemas? Sex Salud Soc. 2010;5:9-29.
17. O'Malley RL, Holt KM. Cyber Sextortion: na exploratory analysis of different perpetrators engaging in a simular crime. Journal of Interpersonal Violence. 2022;37(1-2):258-83. doi: 10.1177/0886260520909186.
18. Przybylski AK, Murayama K, Dettaan CR, Gladwell V. Motivational, emotional, and behavioral correlates of fear of missing out. Comp Human Behav. 2013;29:1841-8.
19. Souza L, Lordello SEM. Sexting e violência de gênero entre jovens: uma revisão integrativa de literatura. Psicologia Clínica e Cultura. 2020;36(13):10p. doi: 10.1590/0102.3772e3644.
20. LeFebvre L, Allen M, Rasner R, Garstd S. Ghosting in emerging adults' romantic relationships: the digital dissolution disappearance strategy. Imagination Cognition and Personality. 2019; 39(2):1-26. doi:10.1177/0276236618820519.

Capítulo 11

Relações interpessoais conflituosas e agressivas em ambientes escolares

Elizete Prescinotti Andrade
Lília D'Souza-Li

Flávia, jornalista de um importante veículo de comunicação, solicitou à Dra. Regina, uma médica de adolescentes, que participasse de uma entrevista sobre violência escolar. Flávia disse a ela, que a princípio, ficou em dúvida se a convidaria para a entrevista porque não sabia qual a relação de pediatras com a violência escolar.

Qualquer ato de violência é uma agressão à saúde individual e pública, independentemente das razões e das formas como é perpetrada. Quando essa violência ocorre nas escolas, que deveriam ser locais seguros de aprendizagem, ela se torna muito mais grave, pois o estresse que causa comprometer a saúde física, mental e a capacidade de aprendizagem, repercutindo no futuro desses alunos. As relações interpessoais, principalmente entre os pares, são fundamentais na adolescência para a formação da identidade e a participação futura na sociedade. Nessa fase da vida, buscamos entender a subjetividade do outro em meio à nossa necessidade de protagonismo, o que torna essas relações, muitas vezes, conflituosas.

Nós, pediatras, precisamos estar atentos aos sinais físicos e mentais decorrentes dessa violência, para intervir precocemente nas repercussões para a saúde, e temos de advogar em prol dos adolescentes junto aos pais, às escolas e à comunidade.

Definição de violência escolar

Segundo a Unesco, a violência escolar refere-se a todas as formas de violência que ocorrem dentro e ao redor das escolas e são vivenciadas pelos alunos e perpetradas por outros alunos, professores e demais funcionários da escola. Ela pode ter três formas.[1]

- **Violência física:** qualquer forma de agressão física com intenção de ferir, perpetrada por colegas, professores ou funcionários da escola.
- **Violência psicológica:** como abuso verbal e emocional, que inclui quaisquer formas de isolar, rejeitar, ignorar, insultar, espalhar boatos, inventar mentiras, xingamentos, ridicularizar, humilhar, ameaçar e utilizar punição psicológica.
- **Violência sexual:** inclui intimidação de natureza sexual, assédio sexual, toque indesejado, coerção sexual e violação, perpetrada por um professor, pessoal escolar ou colega de escola ou de turma.

Indisciplina

Indisciplina não é violência escolar e não deve ser abordada como tal, pois, embora atrapalhe o andamento das aulas e possa causar estresse para professores e gestores da escola, não causa aos alunos os efeitos lesivos das violências supramencionadas. É importante não contabilizá-la com violência porque, se não, tem-se uma percepção errada do quanto uma escola é violenta, dado que os atos de indisciplina são os mais relatados nos registros de ocorrências escolares. Essa percepção errônea também resulta na adoção de medidas equivocadas e ineficazes.[2]

Clima escolar

A violência escolar tem como terreno fértil o modo como opera a comunidade escolar, a isso se denomina "clima escolar", que nesse contexto, é uma força primária que molda as interações entre os indivíduos na escola (alunos, professores, administradores etc.) por meio de crenças, valores e atitudes compartilhadas que, juntos, criam os parâmetros para normas e comportamentos em uma escola. Escolas onde as relações interpessoais são fundamentadas em normas éticas, aceitas e praticadas por todos e onde a convivência é baseada no respeito têm índice de violência escolar menor. Quando os alunos têm uma percepção positiva do clima escola, é menos provável que se envolvam em comportamentos agressivos.[3-5]

Um bom clima escolar não extingue os conflitos, estes são inerentes à convivência humana, entretanto possibilita que esses conflitos sejam resolvidos de forma harmoniosa. Alunos que relataram sentimento de pertencimento à escola mostraram pontuação maior na avaliação de leitura, mesmo após se levar em consideração o nível socioeconômico, também apresentaram maior cooperação entre seus colegas e tiveram maior probabilidade de conseguir diploma universitário.[5]

Bullying

> Enquanto a Força é a qualidade natural de um indivíduo isolado,
> o Poder passa a existir entre os homens quando eles agem juntos,
> e desaparece no instante em que eles se dispersam.
> Hanna Arendt

O *bullying* é uma das principais causas de violência escolar e é prevalente entre adolescentes em todo o mundo. Cerca de um terço dos estudantes foi alvo de *bullying* pelo menos uma vez.[6,7] A prevalência média no mundo foi de 24,32%.[8] Diferenças na prevalência estão associadas a questões regionais e a ferramentas de medição.[9]

No Brasil, existe a Pesquisa Nacional de Saúde do Escolar (PeNSE), que avalia, entre outras coisas, a prevalência do *bullying* nas escolas, com pequena mudança na coleta dos dados, de 2009 até a última em 2019 (Figura 11.1),[10] o que facilita observamos a evolução do *bullying* e das ações para sua contenção.

Definição de *bullying*

Existem muitas formas de definir o *bullying*, mas a de Farrington e Rigby é didática porque detalha as emoções da intrincada relação entre os personagens do *bullying.*

- **Farrington:** opressão repetida de natureza física ou psíquica sobre uma pessoa com menos poder por outra com mais poder. Os seis itens descritos a seguir são fundamentais para a ocorrência do *bullying*:
  1. prática de agressões físicas, verbais ou psicológicas (intimidação);
  2. o agente é mais poderoso ou, pelo menos, assim é visto pelo alvo;
  3. há a intenção de causar dor e/ou medo ao alvo;
  4. as agressões não são ocasionadas por atitudes dos alvos;
  5. as agressões são repetidas;
  6. os agentes conseguem os resultados desejados.
- **Rigby:** acrescenta dois outros itens subjetivos aos anteriores: a satisfação dos agentes ao causarem o sofrimento e a sensação de opressão pelo alvo.[11,12]

E o porquê do termo "personagens de *bullying*"?[13] O uso da palavra "personagem" define um indivíduo em determinado papel social, e é o mais adequado à situação.

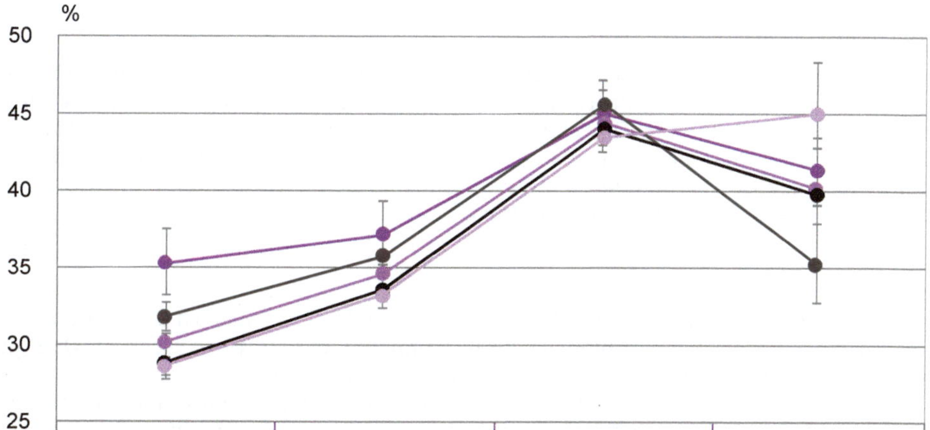

	2009	2012	2015	2019
Total	**30,3**	**34,6**	**44,5**	**40,3**
Homem	32	35,9	45,4	35,4
Mulher	28,8	33,4	43,6	45,1
Pública	28,9	33,7	44,2	39,9
Privada	35,5	37,3	45,2	41,5

Figura 11.1 – Percentual de escolares do 9º ano do ensino fundamental que sofreram *bullying*, com intervalos de confiança de 95%, por sexo e dependência administrativa da escola. Municípios das capitais 2009 a 2019.

Fonte: IBGE, Diretoria de Pesquisas, Coordenação de População e Indicadores Sociais, Pesquisa Nacional de Saúde do Escolar 2009/2019.

Personagens do *bullying*

Alvos de *bullying*: alunos que sofrem *bullying*. **Espectadores de *bullying***: alunos que não sofrem nem praticam *bullying*, mas o presenciam. **Agentes de *bullying***: alunos que praticam *bullying*. Não é adequado usar os termos "vítima" e "agressor" porque os personagens podem mudar de posição, de alvos para agentes e vice-versa, dependendo de como se dão os arranjos interpessoais de poder e as vivências de violência repetidas. Além disso, essas palavras – "vítima" e "agressor" – expressam um juízo de valor negativo, que pode interferir na adequada abordagem de ambos.

Meninos se identificam mais como agentes de *bullying* e as meninas, como alvo de *bullying*.[10] São poucos os estudos que investigaram os adolescentes que são ao mesmo tempo alvos e agentes. Mas os que o fizeram observaram que esse grupo tem risco maior de resultados adversos a longo prazo. Apresentava risco aumentado para depressão, ansiedade, transtorno de personalidade antissocial, experiências psicóticas, ideação suicida e suicídio.[14]

Cyberbullying

Pode se definir o *cyberbullying* como uma modalidade virtual de *bullying*, mas com algumas considerações; mantém a intenção de infringir sofrimento a uma pessoa e quem o pratica se sente recompensado com isso. A forma de repetição difere do *bullying*, ela se dá por permanência nos sites e redes sociais e agrega-se a isso a possibilidade de ser visualizado por muitas pessoas. Não envolve somente espectadores, agora há apoiadores e incentivadores. Por sua natureza ininterrupta e por seu potencial para "tornar-se viral", tem uma forte associação independente com o suicídio.[15] Se o *bullying* ocorre no ambiente virtual, por que descrevê-lo como uma violência escolar? Estudos demonstraram que existe uma grande sobreposição entre os comportamentos tradicionais de *bullying* e os de *cyberbullying*. Agentes de *cyberbullying* relatam maiores chances de serem agentes de *bullying* e, também, alvos de *bullying* e de *cyberbullying*. Da mesma forma, quem relatou ser alvo de *cyberbullying* tinha maior chance de agir como agente de *bullying* e *cyberbullying*.[16]

Preconceito, racismo e homofobia

O preconceito envolve um indivíduo específico discriminado por pertencer a um grupo, em geral, uma minoria "culturalmente constituída": judeus; negros; pessoas com deficiência ou LGBTQIAPN+; e mulheres. O preconceito expressa estereótipos, dados pela cultura, para ser justificado e manifesta-se em ações como marginalização, segregação e por formas de agressão, também presentes no *bullying*. Este é uma forma de hostilidade mais primitiva, relacionada ao agente do *bullying*, sem objeto específico.[17]

Racismo

O racismo resulta da aversão, por vezes, do ódio, em relação a pessoas que têm um pertencimento racial observável por meio de sinais como: cor da pele; tipo de cabelo. Qualquer adolescente pode ser alvo de *bullying*, mas nem todos o serão de racismo.

Homofobia: embora a Unesco,[24] em 2013, tenha publicado o documento *Resposta do Setor de Educação ao Bullying Homofóbico*, nós, autores, achamos que a homofobia deve ser vista como um preconceito, ligado a estereótipos culturais, e não como *bullying*, pelo mesmo motivo aqui mencionado sobre o racismo.

Violência sexual

É qualquer ação na qual uma pessoa, valendo-se de sua posição de poder e fazendo uso de força física, coerção, intimidação ou influência psicológica, com uso ou não de armas ou drogas, obriga outra pessoa – de qualquer sexo – a ter, presenciar, ou participar de alguma maneira de interações sexuais ou a utilizar, de qualquer modo, a sua sexualidade, com fins de lucro, vingança ou outra intenção.[18] De acordo com o boletim epidemiológico *Notificações de Violência Sexual contra Crianças e Adolescentes no Brasil*, de 2015 a 2021, a violência sexual nas escolas em todo o País teve 1.674 registros, representando 1,4% do total de casos de violência relatados, sendo 1.350 (1,2% do total) de atos contra meninas e 324 (3,7% do total) contra os meninos. O boletim não especifica o tipo de violência sexual ocorrida na escola, nem praticada por quem, mas alerta que todos os tipos de violências sexuais são subnotificados.[19]

Violência dura

Termo usado para designar a violência física de um indivíduo contra a integridade de outro ou a si mesmo e que pode ter como desfecho a morte. Infelizmente, no Brasil, temos visto um aumento desse tipo de violência nas escolas.[20] Uma pesquisa documental de casos de violência dura nas escolas brasileiras de 2001 a 2023, realizada pela professora Telma Vinha, da Faculdade de Educação da Unicamp, encontrou 32 ataques a escolas com 33 vítimas fatais, sendo 32 por arma de fogo e 1 por arma branca. Mais da metade dos ataques (56,25%) aconteceu entre fevereiro de 2022 e junho de 2023. Esses ataques **intencionalmente** cometidos no espaço escolar caracterizam-se como crimes de ódio e/ou como movidos por vingança/ressentimento, foram **planejados** e seus perpetradores empregaram algum(s) tipo(s) de **arma**(s) com a **intenção** de causar morte de uma ou mais pessoas. Os ataques aconteceram em 27 escolas públicas e em 6 particulares; somente um perpetrador da violência era pardo, todos os outros, brancos, e todos do sexo masculino. A idade dos agentes variou de 10 a 25 anos, sendo que 50% tinham entre 13 e 15 anos. Em todos os países onde ocorrem ataques desse tipo, a pergunta que levanta muitas hipóteses, mas sem resposta, sempre foi: por que a escola? Qual o significado da escola para os agressores?[21]

Repercussões para a saúde física e mental dos adolescentes

O grande mediador dessas repercussões parece ser o estresse; no início da puberdade, há um aumento dos níveis de cortisol matinal e um prolongamento da resposta do cortisol aos estresses. Quando a ativação repetida ou contínua dos sistemas de resposta ao estresse do corpo, particularmente o eixo hipotálamo-hipófise-adrenal (HPA), ocorre na ausência de apoio social adequado,[22] esse estresse passa a ser tóxico. Esse estresse intenso sobrecarrega o eixo HPA e; os sistemas medulares adrenais simpáticos; e as desregulações hormonais resultantes alteram o desenvolvimento da arquitetura cerebral. O cérebro humano tem abundantes receptores de glicocorticoides na amígdala, no hipocampo e no córtex pré-frontal (CPF), o que torna essas estruturas mais vulneráveis aos efeitos de altos níveis de cortisol e, com o tempo, a exposição excessiva ao cortisol e a outros hormônios do estresse limita a neurogênese no hipocampo, gera respostas de medo intensificadas na amígdala e diminui a capacidade do CPF de regular o estresse de cima para baixo.[23] Um HPA alterado pelo estresse (p. ex., aumento ou diminuição da reatividade) é, portanto, um marcador de estresse tóxico, sendo considerado o mecanismo central que liga ambientes adversos a um pior bem-estar físico e mental ao longo da vida.[22]

No Quadro 11.1, listamos sintomas que acompanham o estresse tóxico.[13,24]

Quadro 11.1 – Sintomas que acompanham o estresse tóxico.

Cefaleia	*Dor de estômago*	*Dor em extremidades*	*Dor no pescoço*
Dores nas costas	Diarreia	Constipação	Vômitos
Síndrome do intestino irritável	Enurese noturna	Alterações do sono	Apneia do sono
Desmaios	Tonturas	Paralisias	Hiperventilação
Irritabilidade	Queixas visuais	Anorexia	Bulimia
Isolamento	Agressividade	Choro fácil	Perda de memória
Histeria	Pânico	Medo	Resistência em ir à escola
Insegurança por estar na escola	Mau rendimento escolar	Demonstração de tristeza	Depressão
Ansiedade	Atos deliberados de autoagressão	Ideação suicida	Tentativas de suicídio

Fonte: Neto, 2005; Gini e Pozzoli, 2013.

Como vimos, os receptores de cortisol estão em abundância em regiões do cérebro envolvidas na aprendizagem e na memória. Então, um ambiente escolar aversivo perde sua principal função que é a aprendizagem, em seu sentido mais holístico, e interfere economicamente no futuro do país, seja produzindo pessoas menos capacitadas para o mercado de trabalho, seja adoecendo mais a população, o que onerará o sistema de saúde.

Como o pediatra pode orientar as escolas sobre os conflitos interpessoais

Reforçar que os alunos envolvidos em situações de conflitos interpessoais precisam do apoio dos adultos para mitigar os efeitos negativos. O apoio deve ser tanto para os alvos como para os agentes, e que o apoio deve ser oferecido em casa e na escola. Os programas que abordam os conflitos mostraram-se mais eficazes quando eram contínuos, sistemáticos, incluíam disciplina firme, mas proporcional, e tinham comunicação frequente com os pais. As escolas precisam entender que ambientes conflituosos, além de causarem transtornos mentais, geram problemas cognitivos que interferem no aprendizado. Exigir que um aluno alvo de violência vá bem na escola é desconhecer as evidências científicas sobre o tema e é, de certa forma, puni-lo por algo que ele não tem culpa e nem possibilidade de resolver sem a própria escola. Isso também se aplica aos pais ou aos responsáveis que não podem delegar somente à escola a resolução do problema.

Como abordar a violência escolar com os adolescentes na consulta

Adolescentes nem sempre falam sobre seus sentimentos ou problemas prontamente. Por isso, muitas vezes, é importante tornar rotineira a abordagem do assunto na consulta. O pediatra pode perguntar ao paciente se este já foi alvo ou agente de violência, se a resposta for afirmativa, o profissional deve perguntar a frequência, há quanto tempo, onde e como ocorre ou ocorreu. Perguntar ao paciente se tem amigos ou se há um profissional na escola a quem possa recorrer. Enfatizar para adolescentes e pais que a violência nunca é solução para resolução dos problemas e sempre conversar sobre os riscos de ter acesso a armas. Incentivar os adolescentes a fazerem parte da solução, participando de programas antiviolência na escola, aprendendo habilidades de mediação de conflitos e procurando ajuda de um adulto se eles ou um colega estiverem com dificuldade nos relacionamentos interpessoais.

Considerações finais

O tema "relações interpessoais e violência" deve fazer parte rotineiramente das consultas de crianças e de adolescentes, adequando-se a abordagem ao entendimento dessa população. Na consulta, o pediatra tem a oportunidade de enfatizar que violência não deve ser o caminho para a resolução de conflitos, de orientar o paciente e de se posicionar quanto aos riscos de ter armas em casa, ou do fácil acesso a elas.

Referências bibliográficas

1. Violência escolar e bullying: relatório sobre a situação mundial [Internet]. Relatório sobre a situação mundial 2019. 56 p. Disponível em: https://unesdoc.unesco.org/ark:/48223/pf0000368092. Acesso em: 9 set. 2023.
2. Santos HC. [Internet] A indisciplina na escola: causas, prevenções e enfrentamento. Jan.-Jun. 2016 [out. 2023]. Disponível em: https://portal.estacio.br/media/6078/3-a-indiciplina-na-escola-causaspreve.
3. Steffgen G, Recchia S, Viechtbauer W. The link between school climate and violence in school: a meta-analytic review. Aggress Violent Behav. 1 mar. 2013;18(2):300-9.
4. Espelage DL, Low SK, Jimerson SR. Understanding school climate, aggression, peer victimization, and bully perpetration: contemporary science, practice, and policy. Sch Psychol Q. 2014;29(3):233-7.
5. Reaves S, McMahon SD, Duffy SN, Ruiz L. The test of time: a meta-analytic review of the relation between school climate and problem behavior. v. 39, Aggression and Violent Behavior. Pergamon; 2018. p. 100-8.
6. PISA 2018 Assessment and Analytical Framework [Internet]. OECD; 2019 [cited 2023 Oct 1]. (PISA). Disponível em: https://www.oecd-ilibrary.org/education/pisa-2018-assessment-and-analytical-framework_b25efab8-en.
7. UNESCO [Internet] Behind the numbers: ending school violence and bullying. 2019. [2 de out.]. Disponível em: https://www.unicef.org/documents/behind-numbers-ending-school-violence-and-bullyinghttps://www.end-violence.org/sites/default/files/paragraphs/download/UNESCO_Bullying.pdf.
8. Lee J, Roh BR, Yang KE. Exploring the association between social support and patterns of bullying victimization among school-aged adolescents. Child Youth Serv Rev. 2022 May 1;136:106418.
9. Vivolo-Kantor AM, Martell BN, Holland KM, Westby R. A systematic review and content analysis of bullying and cyber-bullying measurement strategies. Aggression and Violent Behavior. 2014;19(4):423-434.
10. Pesquisa Nacional de Saúde do Pesquisa Nacional de Saúde Escolar Análise de indicadores comparáveis dos escolares. 2022. Disponível em: https://dssbr.ensp.fiocruz.br/wp-content/uploads/2022/07/89d9c48fc102e5e704b1c7ebaeca4d44.pdf. Acesso em: 21 set. 2023.
11. Farrington DP. Crimes and justice. first. Tonny, M; Morris N, editor. Chicago: Unversity of Chicago Press; 1993. p. 381-458.
12. Rigby K. Defining bullying: a new look. Disponível em: https://www.kenrigby.net/02a-Defining-bullying-a-new-look. Acesso em: 21 set. 2023.
13. Neto AAL. Bullying comportamento agressivo entre estudantes. 2005;81:164-72.

14. Klomek AB, Sourander AEH. Bullying by peers in childhood and effects on psychopathology, suicidality, and criminality in adulthood. Lancet Psychiatry. 2015;2:9930/941.
15. Vaillancourt T, Faris R, Mishna F. Cyberbulling in children and youth:implications for healt and clinical pratice. La revue canadienne de psychiatrie. 2017, v. 62(6) 368-73.
16. Peebles E. Cyberbullying: hiding behind the screen. Paediatr Child Health. 2014;19(10):527-28.
17. Gomes NL. Alguns termos e conceitos presentes no debate sobre relações raciais no Brasil: uma breve discussão. In: SECAD – Secretaria de Educação Continuada, Alfabetização e Diversidade. Educação antirracista: caminhos abertos pela Lei Federal n. 10.639/03. Brasília: MEC/SECAD, 2005.
18. Unesco.com.br [internet]. Resposta do setor de educação ao bullying homofóbico; 2013 [2 out. 2023]. Disponível em: https://unesdoc.org/ark:/48223/pf0000221314.
19. Notificação de violência sexual contra crianças e adolescentes no Brasil [Internet], 2015 a 2021;18 de maio 2023. [2 out. 2023]. Disponível em: https://www.gov.br/saude/pt-br/centrais-de-conteudo/publicacoes/boletins/epidemiologicos/edicoes/2023/boletim-epidemiologico-volume-54-no-08.
20. Ministério da Saúde (BR) [Internet], Secretaria de Vigilância em Saúde, Departamento de Análise de Situações de Saúde. Viva: instrutivo notificação de violência interpessoal e autoprovocada; 2013 [2 out. 2023]. Disponível em: http://bvsms.saude.br.
21. Vinha T et al. Ataques de violência extrema em escolas: causas e caminhos. [Internet] São Paulo, 2023. Disponível em: https://d3e.com.br/wp-content/uploads/one-page_2310_ataques-escolas-brasil.pdf. Acesso em: 21 set. 2023.
22. Shonkoff JP, Garner AS. The lifelong effects of early childhood adversityand toxic stress. Pediatrics, 2012;129(1):232-46.
23. Chen Y, Baram TZ. Toward understanding how early-life stress reprograms cognitive and emocional brain networks. Neuro Psychopharmacology [Internet]. 24 jun. 2015 [2 out. 2023]; 41(1):197-206. Disponível em: https://doi.org/10.1038/npp.2015.181.
24. Gini G, Pozzoli T. Bullied children and psychosomatic problemas: a meta-analysis. Pediatrics, 2013;132(4):720-9.

Capítulo 12

Agravos na linha da saúde mental – depressão, ansiedade, autolesão não suicida

Alexandre Massashi Hirata
Maíra Pieri Ribeiro
Gabriela Nogueira Pavan

GCM, 15 anos de idade, sexo feminino, vem à consulta queixando-se de tristeza, choro fácil e frequente, dificuldade para dormir e inapetência. Refere ainda cansaço, dispneia e precordialgia nos momentos de maior tristeza. Mora com a mãe, a tia e um irmão. Relata desentendimentos com a mãe nos últimos meses e por isso não estão se falando. Na escola, apresenta-se como uma boa aluna, com rendimento adequado e boa relação com os professores; contudo, refere ter poucas amizades e de não gostar de frequentar a escola. A mãe relata que a adolescente vem apresentando queda no rendimento escolar e momentos de irritabilidade extrema, sem causa aparente ou justificável. Refere ainda que a paciente teve um episódio de tentativa de suicídio, com ingestão de medicamentos diversos, e três episódios de automutilação, que consistia de cortes lineares no pulso e braços, feitos com gilete; não sentindo dor ao praticar o ato, mas sim alívio na 'dor da alma' (sic).

Introdução

A adolescência é um período de muitas transformações corporais, sociais ou psíquicas. Esse processo de desenvolvimento tão intenso e característico da adolescência torna esse momento da vida vulnerável a riscos, principalmente de agravos da saúde mental.

Em primeiro lugar, é muito importante que o pediatra conheça o conceito de "adolescência normal", descrito por Aberastury e Knobel. Os autores fazem uma construção dos processos de desenvolvimento psíquico da adolescência e sintetizam dez características da adolescência que podem ser nomeados como "sintomas": busca da identidade; tendência grupal; necessidade de fantasiar; crises religiosas; deslocação temporal; evolução/descoberta sexual; atitude social reivindicatórias; contradições sucessivas; separação progressiva dos pais; constantes flutuações de humor.[1] Um dos grandes desafios de quem acompanha adolescentes é fazer a separação do que se refere a sintomas que estão dentro da normalidade e esperado para o desenvolvimento e quais sintomas já evoluíram para um quadro patológico.

O objetivo deste capítulo é traçar os principais agravos de saúde mental dentro da adolescência de modo a facilitar o diagnóstico dos processos patológicos.

Ansiedade

A ansiedade está relacionada com o sentimento de medo; uma preocupação persistente ou exagerada ou, ainda, um medo constante de que algo ruim ou desastroso possa acontecer de modo a prejudicar as atividades do indivíduo e por tempo prolongado.[2]

A 5ª edição do Manual Diagnóstico e Estatístico de Transtornos Mentais (DSM-5) define e diferencia o transtorno do medo ou da ansiedade adaptativos pelo grau de intensidade e pela duração dos sintomas. Importante também diferenciar quando os sintomas podem decorrer de uso de substância ou de medicamento ou de outra condição patológica.[2]

Os transtornos de ansiedade estão entre um dos mais comuns em crianças e adolescentes. Estima-se que 7% dos jovens em todo o mundo têm um transtorno de ansiedade, cerca de 20% a 30% terão algum tipo de transtorno ansioso ao longo da vida. A idade média para início dos sintomas é de aproximadamente 11 anos.[3] A prevalência é maior em indivíduos do sexo feminino do que no masculino (2:1).[2]

Para cada faixa etária, existe o transtorno mais prevalente: no pré-escolar, a ansiedade de separação é mais comum; no escolar, destacam-se as fobias específicas; a ansiedade social nos primeiros anos da adolescência; e, por fim, a ansiedade generalizada, o pânico e a agorafobia são mais frequentes no fim da adolescência e no início da vida adulta.[3]

Fatores de risco

Fatores parentais e exposições estressantes ou traumáticas podem desempenhar papéis etiológicos importantes.[3]

Entre os fatores estressantes, destaca-se a pandemia que o mundo viveu nos últimos anos. O isolamento social, o medo constante de contaminação/morte pelo vírus ou até mesmo a perda de pessoas próximas, sem dúvida, trouxeram um contexto que agravou os transtornos ansiosos principalmente para os adolescentes.[4] Outros fatores de risco podem ser citados: tempo excessivo em telas, em especial de redes sociais; violências, como *bullying* e abuso sexual; separação parental.[5]

Diagnóstico e prevenção

A triagem de sintomas ansiosos deve ser feita de maneira rotineira no atendimento do adolescente. A identificação precoce desse transtorno garante melhores prognóstico e acompanhamento. Para a triagem, é possível usar alguns instrumentos (ver Capítulo 3 – Avaliação de risco – instrumentos de triagem que auxiliam no diagnóstico) que facilitam o diagnóstico. Promover a qualidade de vida e a adesão a hábitos saudáveis é importante fator preventivo para os transtornos ansiosos.

Na literatura, pode-se encontrar estratégias divididas quanto ao público-alvo:

- **Universal:** direcionada à população em geral.
- **Seletiva:** realizada para um grupo de risco.
- **Indicada:** direcionada para pessoas com alto risco de desenvolver transtorno ansioso.[6]

Na Austrália, é desenvolvido um método de prevenção universal chamado *Friends* (Amigos), que consiste em 10 encontros em que se tem como objetivo promover hábitos saudáveis, estimular a resiliência emocional proporcionando possibilidades de prevenir ansiedade e depressão. São três programas diferentes divididos de acordo com a faixa etária. No Brasil, alguns estudos foram realizados usando esse método e mostram resultados promissores.[7]

Tratamento

O tratamento dos transtornos ansiosos deve ser individualizado. A escolha da medicação deve levar em consideração faixa etária, efeitos adversos, disponibilidade, custo/efetividade e comorbidades que possam ser associadas.[8]

Os inibidores seletivos da recaptação da serotonina (ISRS) como a fluoxetina e a sertralina são opções de 1ª linha para o tratamento dos sintomas. A psicoterapia, com destaque para a cognitivo-comportamental (TCC), também se mostrou eficaz no tratamento. A associação entre as duas terapêuticas é a intervenção mais indicada para a população de 6 a 18 anos de idade com ansiedade social, ansiedade generalizada, ansiedade de separação ou transtorno de pânico.[3] Alguns estudos sugerem que o tratamento com ISRS pode aumentar a taxa de ideação suicida, dessa forma é muito importante que o médico assistente, além de fazer acompanhamentos regulares, monitore os sintomas ansiosos e depressivos de forma rotineira.[8]

Depressão

A depressão é um problema preocupante na saúde pública, pois envolve alto grau de morbidade e de mortalidade na população de risco.[9] O acometimento em adolescentes, nas últimas décadas, especialmente durante e após a pandemia, tem preocupado a sociedade e atraído a atenção da academia.[10]

Estudos epidemiológicos consistentes nos Estados Unidos indicam que a prevalência de depressão ao longo da vida, entre adolescentes de 15 a 18 anos de idade, está entre 11% e 14%, com uma estimativa de que 20% dos adolescentes apresentam transtorno de depressão maior até completarem 18 anos.[11] A prevalência no sexo feminino chega a ser três vezes mais alta que a no sexo masculino. Com a puberdade, a probabilidade do transtorno depressivo maior aumenta, consideravelmente.[2] A maioria dos transtornos depressivos está associada a comorbidades psiquiátricas e, em menor percentagem, à ideação, ao planejamento ou a tentativas de suicídio.[12]

As acentuadas mudanças físicas, psicológicas e sociais na adolescência fazem dessa fase de transição para a vida adulta um período de alto risco para o desenvolvimento da depressão.[13] As diferenças de gênero na ampliação ou no aumento dos sintomas depressivos surgem após os 13 anos de idade nas meninas, mas permanecem constantes nos meninos.[13] Esses aumentos de sintomas depressivos nas meninas pode ser explicado por eventos em seu desenvolvimento que propiciam o aumento da vulnerabilidade e da negatividade.[13]

Os fatores de risco mais prevalentes para depressão em adolescentes são, notadamente, histórico de depressão na família e exposição ao estresse psicossocial. Pode haver também a influência da exposição a estressores ambientais como abusos e perda de membros da família, conflito familiar e dúvida quanto à orientação sexual.[9]

O transtorno depressivo maior é caracterizado por episódios distintos de, pelo menos, 2 semanas de duração, embora a maioria dos episódios dure um tempo frequentemente maior, envolve alterações perceptíveis no afeto, na cognição e nas funções neurovegetativas. Existe também o transtorno depressivo persistente, ou distimia, que se caracteriza por uma forma mais crônica de depressão, que pode ser diagnosticada quando as perturbações do humor continuam por, pelo menos, 2 anos em adultos e 1 ano em crianças e adolescentes.[11]

A depressão apresenta uma ampla gama de sintomas que afetam processos somáticos, cognitivos, afetivos e sociais.[13] Adolescentes com depressão podem apresentar irritabilidade, tristeza, perda de energia, apatia, sentimentos de desesperança e culpa, perturbações do sono, alterações de apetite e peso, isolamento e dificuldade de concentração. Outras características próprias dessa fase são: prejuízo no desempenho escolar; baixa autoestima; queixas físicas (p. ex., como dor abdominal, fadiga e cefaleias), ideação e tentativas de suicídio, além de graves problemas de comportamento, incluindo-se o uso abusivo de álcool e drogas.[9]

De acordo com o DSM-5, o critério diagnóstico para o transtorno depressivo maior é organizado da seguinte forma:[2]

A. Cinco (ou mais) dos seguintes sintomas estiveram presentes durante o mesmo período de 2 semanas e representam uma mudança em relação ao funcionamento anterior, sendo que pelo menos um dos sintomas seja humor deprimido[1] ou perda de interesse ou de prazer.[2]
   1. Humor deprimido, na maior parte do dia, quase todos os dias.
      Nota: em crianças e adolescentes, pode ser humor irritável.
   2. Acentuada diminuição do interesse ou prazer em todas ou quase todas as atividades, na maior parte do dia, quase todos os dias.
   3. Perda ou ganho significativo de peso, sem estar fazendo dieta (p. ex., uma alteração de mais de 5% do peso corporal, em 1 mês), ou redução ou aumento do apetite, quase todos os dias.
      Nota: em crianças, considerar o insucesso em se obter o ganho de peso esperado.
   4. Insônia ou hipersônia, quase todos os dias.

5. Agitação ou retardo psicomotor, quase todos os dias (observáveis por outras pessoas, não meramente sensações subjetivas de inquietação ou de estar mais lento).
6. Fadiga ou perda de energia; quase todos os dias.
7. Sentimentos de inutilidade ou culpa excessiva, ou inapropriada (que pode ser delirante), quase todos os dias (não meramente autorecriminação ou culpa por estar doente).
8. Capacidade diminuída de pensar ou de se concentrar, ou indecisão, quase todos os dias (por relato subjetivo ou observação feita por outras pessoas).
9. Pensamentos recorrentes de morte (não somente medo de morrer), ideação suicida recorrente, sem um plano específico, uma tentativa de suicídio ou plano específico para cometer suicídio.

B. Os sintomas causam sofrimento clinicamente significativo ou prejuízo no funcionamento social, profissional ou em outras áreas importantes da vida do indivíduo.
C. O episódio não é atribuível aos efeitos fisiológicos de uma substância ou a outra condição médica.
D. A ocorrência do episódio depressivo maior não é mais bem explicada por transtorno esquizoafetivo, esquizofrenia, transtorno esquizofreniforme, transtorno delirante, outro transtorno do espectro da esquizofrenia e outro transtorno psicótico especificado, ou transtorno da esquizofrenia e outro transtorno psicótico não especificado.
E. Nunca houve um episódio maníaco ou um episódio hipomaníaco.
Nota: essa exclusão não se aplica se todos os episódios do tipo maníaco ou do tipo hipomaníaco são induzidos por substância ou são atribuíveis aos efeitos psicológicos de outra condição médica.

As comorbidades são comuns nos quadros depressivos da adolescência, sendo os mais frequentes: transtornos de ansiedade; distimia; abuso de substâncias; transtorno de déficit de atenção com hiperatividade; e transtornos de conduta.[9]

Apesar dos altos números de adolescentes com depressão, esta permanece pouco tratada ou não tratada, isso é especialmente preocupante porque os adolescentes deprimidos não tratados tornam-se adultos deprimidos, com risco maior de suicídio, com mais hospitalizações psiquiátricas e médicas, além de prejuízo em sua vida profissional, familiar e social. A falta de tempo e de treinamento médico tem sido associada ao tratamento deficiente em ambientes pediátricos.[13]

Estudos mostram que o comportamento dos pais perante os adolescentes com depressão tem alguma influência. Ele foi associado aos sintomas depressivos de adolescentes, a níveis mais elevados de comportamentos críticos, estressantes e superprotetores e a níveis mais baixos de respostas de apoio entre os pais desses adolescentes. Esses comportamentos foram notados justamente entre os pais mais deprimidos, destacando-se a importância da saúde mental parental.[14]

O tratamento precoce de adolescentes pode encurtar os episódios de depressão e reduzir o risco de episódios subsequentes. Os tratamentos eficazes podem incluir medicação e psicoterapia. O questionamento dos adolescentes e a utilização de instrumentos de rastreio da depressão auxiliam na identificação da doença. Porém, é importante ressaltar que a maioria dos adolescentes com depressão não recebe tratamento específico para o transtorno, e essa discrepância é maior para os adolescentes pertencentes às minorias.[12]

Com relação aos custos da doença, além dos gastos elevados pelo sistema de saúde de um país, estudos mostram que os valores despendidos anualmente pelas famílias com um adolescente clinicamente deprimido são significativos. Combinados com o elevado fardo da doença, programas de prevenção e intervenção, com boa relação custo-benefício, são necessários e urgentes.[15]

A prevenção da depressão na adolescência é fundamental, em parte por causa das limitações associadas à disponibilidade de tratamento, do acesso aos cuidados e do impacto da depressão na saúde geral.[11]

Infelizmente, existe um número insuficiente de prestadores de serviços para tratar todos os indivíduos que sofrem da doença. Várias outras barreiras também impedem a utilização dos serviços, incluindo-se fatores como estigma com relação à doença e indisponibilidade de serviços.[11] Além disso, nem todas as pessoas com depressão respondem ao tratamento; pesquisas indicam que até um terço dos pacientes não melhora após o tratamento da doença.[11]

Algumas categorias de intervenção preventiva podem ser utilizadas, destacando-se:

- **Intervenções preventivas universais:** visando-se um grupo populacional inteiro, por exemplo, um programa de prevenção da depressão em toda a escola.
- **Intervenções preventivas seletivas:** visando subgrupos em risco de desenvolvimento do transtorno, utilizando-se indicadores de risco biológicos, psicológicos ou sociais, empiricamente identificados para selecionar subgrupos apropriados, como um programa de prevenção da depressão para filhos de pais deprimidos.
- **Intervenções preventivas indicadas:** visando-se indivíduos com maior risco de desenvolver o transtorno, com base em sintomas ou sinais subclínicos que ainda não atendem aos critérios diagnósticos completos (p. ex., um programa de prevenção da depressão para adolescentes com sintomas de depressão subliminares).[11]

Autolesão não suicida

A autolesão sem ideação suicida, de acordo com o DSM-5, pode ser definida como um comportamento repetido do próprio indivíduo em infligir lesões superficiais, embora dolorosas, à superfície do seu corpo.[2] Popularmente conhecido como *cutting*, é um dano superficial, que não tem a pretensão de levar à morte, porém sempre é sinal de risco e não deve ser negligenciado.[16]

A intenção é reduzir emoções negativas, como tensão, ansiedade e autocensura, e/ou resolver uma dificuldade interpessoal e, em alguns casos, é produzida como uma autopunição merecida. Frequentemente, o indivíduo vai referir uma sensação imediata de alívio durante o processo.[2] O alívio é de curta duração e com frequência está associado ao desenvolvimento de tolerância (com aumento da frequência e gravidade do comportamento) e dependência.[17]

A adolescência é o período mais crítico para o comportamento de autolesão, aumentando a partir dos 12 anos e atingindo o pico entre 13 e 16 anos.[18] A prevalência varia entre 5,6% e 7,6% em amostras não clínicas de adolescentes e sobe para 74% a 78% em amostras clínicas de adolescentes, e de apenas 0,2% a 0,8% em adultos jovens na população geral.[17] A proporção entre indivíduos do sexo masculino e feminino é de aproximadamente 3:1 ou 4:1.[2]

Os comportamentos autolesão aumentaram de frequência e gravidade nos últimos anos, principalmente com a pandemia do SARS-Cov-2. Infelizmente, a internet tem contribuído para encorajar essas ações, com alguns sites demonstrando técnicas e métodos. De acordo com a Associação Americana de Pediatria, as consequências desse comportamento causam sofrimento clinicamente significativo ou interferência no funcionamento interpessoal, acadêmico ou em outras áreas importantes do indivíduo.[16] Diversos fatores de risco são associados à autolesão não suicida (Quadro 12.1).[19]

Quadro 12.1 – Fatores de risco ou predisponentes às práticas autolesivas não suicidas em adolescentes.

Autolesão não suicida – Fatores de risco/predisponentes	
Características pessoais	Falta de mecanismo de adaptação
	Pessimismo
	Insegurança e baixa autoestima
	Distorção da imagem corporal
	Instabilidade emocional
	Impulsividade
	Autodepreciação
Transtornos psiquiátricos	Transtorno de personalidade limítrofe
	Transtornos alimentares
	Ansiedade
	Depressão
	Transtorno de uso de substâncias e outros transtornos

(*Continua*)

Quadro 12.1 – Fatores de risco ou predisponentes às práticas autolesivas não suicidas em adolescentes. (*Continuação*)

Autolesão não suicida – Fatores de risco/predisponentes	
Problemas relacionados à infância	Negligência
	Abusos e maus-tratos: físico, sexual, emocional
	Dificuldade de apego
	Doença grave ou cirurgias na infância
	Estresse emocional precoce
	Mais riscos e episódios de acidentes
Social	*Bullying* e *cyberbullying*
	Colegas e conhecidos que se autoagridem
	Informações sobre autolesão pela mídia no mundo digital
	Dificuldade de relacionamento e isolamento
Família	Separação conflituosa dos pais ou abandono afetivo do pai e/ou da mãe
	Desvalorização, rejeição por parte da família
	Violência familiar
	Dependência de álcool ou drogas
	Relação familiar disfuncional
	Depressão de um dos pais ou ambos

Fonte: Sociedade Brasileira de Pediatria, 2019.

Há evidências que sugerem que comportamentos parentais como falta de apoio, críticas, controle excessivo e punição severa estão associados à autolesão não suicida.[20]

Os adolescentes tendem a escolher por locais do corpo que possam ser facilmente escondidos por roupas ou algum acessório (braços, pulsos, pernas e abdome), além de executar os ferimentos em locais onde possa ficar sozinho e com privacidade.[16] Os membros superiores são os locais do corpo mais prevalentes de automutilação (cerca de 70%) e as lesões geralmente provocadas com lâminas e objetos pontiagudos (mulheres) e com pancadas autoinfligidas e queimaduras (homens).[21,22] Não há um padrão de comportamento típico, porém as técnicas, os mecanismos e os instrumentos utilizados são variados e parecem inesgotáveis em virtude da grande criatividade (Quadro 12.2).[19]

Quadro 12.2 – Mecanismos e instrumentos utilizados na prática de autolesão não suicida.

- Autolesão
- Arrancar crostas, o que pode causar infecções
- Roer unhas até sangrar ou arrancar as peles periungueais
- Brincadeiras perigosas como de "enforcar-se", utilizar objetos que provocam dor, muitas vezes com exibição *online*
- Manusear feridas até reabri-las
- Coçar-se até sangrar
- Introduzir caroços ou grãos em fossa nasal ou em conduto auditivo
- Ingerir produtos impróprios como agentes corrosivos, alfinetes, pregos, parafusos
- Cortar-se com estiletes, facas, lâminas de barbear, cacos de vidro, agulhas, pregos ou ponta de compasso
- Esmurrar-se, morder-se, beliscar-se ou bater a cabeça
- Autoflagelação
- Queimar a pele
- Arranhar-se
- Socar paredes, vidros ou materiais rígidos
- Arrancar os cabelos
- Não aderir aos tratamentos médicos que possam aliviar a dor

Fonte: Sociedade Brasileira de Pediatria, 2019.

Estudos têm mostrado associação com outros transtornos mentais, como transtornos depressivos, ansiosos, alimentares e de personalidade *boderline*. Nesses casos, não há evidência clara se a automutilação participa, como causa ou consequência, de um estado depressivo ou ansioso, mas a taxa de associação com os mesmos chega a ser de 50% a 60%.[17,23] Sintomas *boderline* entre adolescentes estão relacionados com risco aumentado de tentativas de suicídio e maior gravidade de autolesão.[18]

Episódios recorrentes de autolesão não suicida estão associados a alto risco de futuras tentativas de suicídio, problemas de saúde mental e baixos níveis de funcionamento global.[17]

Idade de início precoce e uma duração mais longa do comportamento de autolesão foram associados com aumento da sua frequência e do risco de suicídio. A transição da autolesão para tentativas de suicídio pode ser explicada pela capacidade adquirida para tentativas de suicídio por meio da repetição da autolesão ao longo do tempo. O aumento para o risco de tentativas de suicídio está relacionado à redução da dor e do medo e ao aumento da crença na própria capacidade de fazer o que for necessário.[18]

A grande maioria dos pacientes não busca atendimento clínico, ou pelo fato de ser estigmatizante ou porque a automutilação é experimentada de forma positiva.[2] O tratamento da automutilação permanece controverso, além da psicoterapia, diversos medicamentos têm sido propostos com resultados diversos. Com melhor atuação são os da classe dos antidepressivos inibidores seletivos da recaptação de serotonina (alívio dos quadros ansiosos e agressividade), sendo que, tratamentos conjuntos ou alternativos incluem antagonistas glutamatérgicos (inibição do sistema de recompensa), antipsicóticos atípicos (inibição do sistema de recompensa) e os bloqueadores μ-opioides (diminuição da analgesia e do bem-estar decorrente da automutilação).[24,25]

Alguns trabalhos sugerem que uma abordagem sistêmica que envolva os pais ou cuidadores, como a psicoeducação, seria benéfica, ajudando-os a entender o papel potencial dos comportamentos parentais no desenvolvimento de autolesão não suicida.[20]

Considerações finais

São inegáveis as altas taxas de prevalência desses agravos na adolescência. É imprescindível que o pediatra que acompanha o adolescente esteja atento aos sintomas, faça triagens de maneira sistemática e rotineira para prevenir e diagnosticar precocemente os agravos, garantindo melhores prognósticos no tratamento.

Referências bibliográficas

1. Aberastury A, Knobel M. Adolescência normal – um enfoque psicanalítico. Artmed: Porto Alegre, 1981. 1-92 p.
2. Manual diagnóstico e estatístico de transtornos mentais [recurso eletrônico]: DSM-5 [American Psychiatric Association; tradução de Maria Inês Corrêa Nascimento et al.]; revisão técnica de Aristides Volpato Cordioli et al. 5. ed. Dados eletrônicos. Porto Alegre: Artmed, 2014.
3. Walter HJ, Bukstein OG, Abright AR, Keable H, Ramtekkar U, Ripperger-Suhler J et al. Clinical practice guideline for the assessment and treatment of children and adolescents with anxiety disorders. J Am Acad Child Adolesc Psychiatry. 2020;59:1107-24.
4. Rego KO, Maia JLF. Ansiedade em adolescentes no contexto da pandemia por covid-19. Res Soc Dev. 2021;10:e39010615930.
5. Tavares JMAD, Campos EO, Lopes RB, Moreira RS, Moura FC, Coqueiro NFR et al. Fatores de risco e prevenção dos transtornos de ansiedade na adolescência: uma revisão narrativa. Rev Eletrônica Acervo Saúde. 2022;15:e11353.
6. Fernandes LFB, Carvalho FA, Izbicki S, Melo MHS. Prevenção universal de ansiedade na infância e adolescência: uma revisão sistemática. Psicol – Teor e Prática. 2014;16:83-99.
7. Guancino L, Salvo TCG, Batista AP. Prevenção de ansiedade infantil a partir do método friends. Psico-USF. 2020;25:519-31.
8. Júnior GAS, Alvarenga PG, Manfro GG. Transtorno de ansiedade e transtorno obsessivo-compulsivo. In: Psiquiatria da Infância e Adolescência/Polanczyk GV, Lamberte MTMR. Barueri: Manole, 2012 – Coleção Pediatria. Instituto da criança HC-FMUSP/editores Schvartsman BGS, Maluf Jr. PT.

9. Bahls SC, Rocha F, Bahls C. Depressão na adolescência: características clínicas. Interação em Psicologia. 2002;6(1):49-57. doi:10.5380/psi.v6i1.3193.
10. Ribeiro MP, Portella DL, Portella GC. Ansiedade, estresse e depressão em adolescentes brasileiros na pandemia covid-19 [Apresentação no 16º Congresso Brasileiro de Adolescência, 25 de agosto de 2023, Rio de Janeiro, Brasil].
11. Mendelson T, Tandon SD. Prevention of depression in childhood and adolescence. Child Adolesc Psychiatr Clin N Am. 2016;25(2):201-18. doi:10.1016/j.chc.2015.11.005.
12. Avenevoli S, Swendsen J, He JP et al. Major depression in the national comorbidity survey – adolescent supplement: prevalence, xorrelates, and treatment. J Am Acad Child Adoles Psychiatry. 2015;54(1):37-44. doi:10.1016/j.jaac.2014.10.010.
13. Hauenstein EJ. Depression in adolescence. Journal of Obstetric, Gynecologic & Neonatal Nursing. 2003;32(2):239-48. doi:10.1177/0884217503252133.
14. Johnco C, Rapee RM. Depression literacy and stigma influence how parents perceive and respond to adolescent depressive symptoms. Journal of Affective Disorders. 2018;241:599-607. doi:10.1016/j.jad.2018.08.062.
15. Bodden DHM, Stikkelbroek Y, Dirksen CD. Societal burden of adolescent depression, an overview and cost-of-illness study. Journal of Affective Disorders. 2018;241:256-62. doi:10.1016/j.jad.2018.06.015.
16. Vieira LJES, Freitas MLV, Pordeus AMJ, Lira SVG, Silva JG. "Amor não correspondido": discursos de adolescentes que tentaram suicídio. Ciência e Saúde Coletiva. 2009;14(5):1825-1834. 2009.
17. Brager-Larsen A, Zeiner P, Mehlum L. DSM-5 non-suicidal sel-injury disorder in a clinical sample of adolescentes with recurrent sel-harm behavior. Arch Suicide Res. 2023 Apr 4:1-14. doi: 10.1080/13811118.2023.2192767. Epub ahead of print. PMID: 37506259.
18. Brager-Larsen A, Zeiner O, Klungoyr O, Mehlum L. Is age of sel-harm onset associated with increased frequency of non-suicidal self-injuri and suicide attempts in adolescente outpatients? BMC Psychiatry. 26 jan. 2022;22(1):58. doi: 10.1186/s12888-022-03712-w. PMID: 35081930; PMCID: PMC8790924.
19. Sociedade Brasileira de Pediatria (SBP). Guia Prático de Atualização. Departamento Científico de Adolescência 2016-2018. Autolesão na adolescência: como avaliar e tratar n. 12, julho de 2019.
20. Fong ZH, Loh WNC, Fong YJ et al. Parenting behaviors, parenting styles, and non-suicidal self-injury in young people: a systematic review. Clinical Child Psychology and Psychiatry. 2022;27(1):61-81.
21. Miller M, Hempstead K et al. Method choice in nonfatal self-harm as a predictor of subsequent episodes of self-harm and suicide: implications for clinical practice. Am J Public Health. 2013;103:61-68.
22. Barrocas A, Hankin B et al. Rates of nonsuicidal self-injury in youth: age, sex, and behavioral methods in a community sample. Pediatrics. 2012;130(1):39-45.
23. Stanford S, Jones MP. Psychological subtyping finds pathological, impulsive, and "normal" groups among adolescents who self-harm. J Child Psychol Psychiatry. 2009;50:807-815.
24. Turner B, Austin S et al. Treating nonsuicidal self-injury: a systematic review of psychological and pharmacological interventions. Can J Psychiatry. 2014;59(11):576-585.
25. Giusi J, Garreto A et al. Case study: Successful of treatment in a severe self-mutilation case. 16th Association European Psychiatrists Congress – Abstract Book. 2008;375.

Capítulo 13

Suicídio na adolescência – como atuar na crise suicida

Elizete Prescinotti Andrade
Lília D'Souza-Li

Bianca, 16 anos, em seguimento por depressão, com três tentativas de suicídio, chega à consulta desanimada, triste, chorando, queixando-se que está muito difícil sair da cama. Não vai para a escola há 7 dias por crises de ansiedade. Não vê sentido na sua vida. Acha que os medicamentos para depressão não estão ajudando. Aguarda vaga para psicoterapia. Escore do PHQ-9 de 25.

O suicídio é um evento complexo, multifacetado e de etiologia multifatorial. Para a compreensão e manejo do evento, são necessários entendimento e abordagem ampliados dos fatores determinantes de saúde na adolescência.

A adolescência é uma etapa da vida com profundas mudanças físicas, emocionais, comportamentais e sociais.[1] Essas mudanças estão intimamente relacionadas a fatores socioeconômicos e às normas e valores culturais. De acordo com a teoria do curso de vida, experiências vividas pelos pais também impactam na saúde e no bem-estar de um indivíduo.[2] Os fatores determinantes de saúde são como as pessoas nascem, crescem, vivem e morrem. É essa interação do indivíduo, influenciado pelos seus fatores genéticos, epigenéticos, com o meio, que determinará seu risco para trajetórias de saúde, disfunções, doenças e morte.[3] As possíveis trajetórias na adolescência estão intimamente relacionadas com as vivências e os aprendizados ocorridos na infância.[4] Estresse e traumas durante a infância repercutirão na saúde física, mental e social do indivíduo adulto.

Segundo a teoria de desenvolvimento ecológico de Bronfenbrenner, não apenas fatores individuais, mas também fatores ambientais, contexto social e cultural afetam a saúde do indivíduo.[5] A Figura 13.1 apresenta os fatores de risco e determinantes sociais da saúde que contribuem para os agravos da saúde mental dos adolescentes.

A qualidade da saúde mental dos pais durante a infância de seus filhos está associada a desfechos de sofrimento psíquico na vida adulta destes, e quanto mais longa e pior a eventual doença mental dos pais, maior é o risco de sofrimento psíquico dos filhos na vida adulta.[6] O estresse tóxico vivenciado como pobreza, negligência, violência, doença mental na família, desemprego, insegurança de vida ativa circuitos cerebrais primitivos de sobrevivência, impedindo o desenvolvimento de circuitos cerebrais de função executiva.[1]

O processo de desenvolvimento dos adolescentes brasileiros é permeado por muitos fatores de risco e vulnerabilidades sociais como baixas condições econômicas e falhas nos sistemas

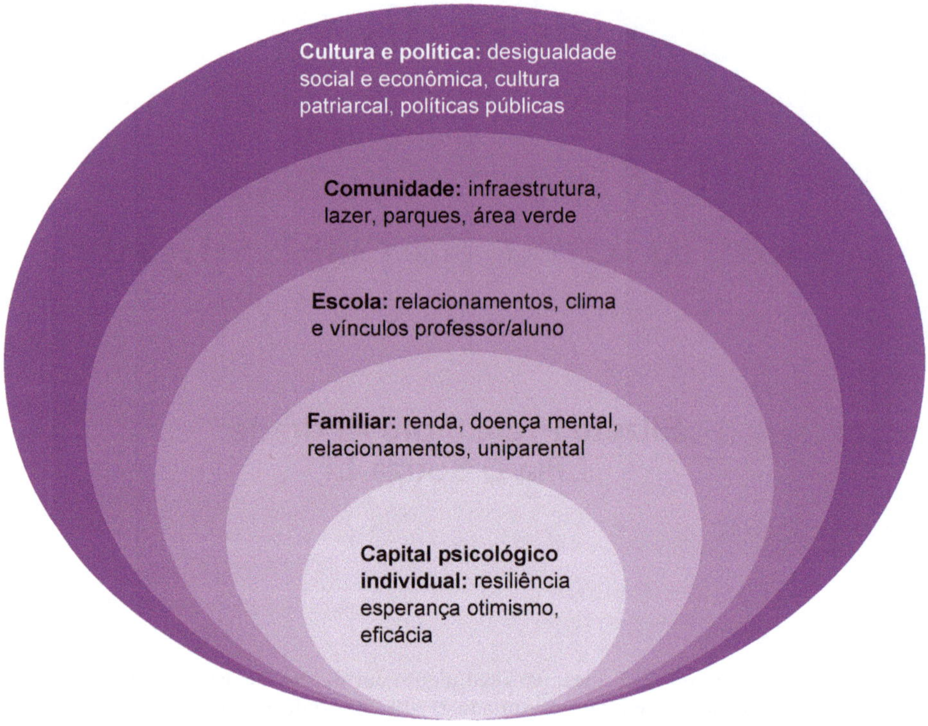
Cultura e política: desigualdade social e econômica, cultura patriarcal, políticas públicas
Comunidade: infraestrutura, lazer, parques, área verde
Escola: relacionamentos, clima e vínculos professor/aluno
Familiar: renda, doença mental, relacionamentos, uniparental
Capital psicológico individual: resiliência esperança otimismo, eficácia

Figura 13.1 – Determinantes sociais de saúde associados à saúde mental dos adolescentes em seus diversos níveis de abrangência.
Fonte: Elaborada pela autora D'Souza-Li.

educacionais e de saúde. Apesar de garantido o direito de acesso aos serviços de saúde, a condição do adolescente brasileiro merece atenção uma vez que existem números expressivos de mortes por causa externas, gravidez precoce, abortos, alto índice de desemprego, infecções sexualmente transmissíveis (IST), evasão escolar e envolvimento com drogas e outros tipos de violência.[7]

Segundo a Pesquisa Nacional de Saúde Escolar (PeNSE, 2019), 50% dos estudantes de 13 a 17 anos referiram muita preocupação com as atividades rotineiras, 41% se sentiam irritados ou nervosos, 31% referiam sentimento de tristeza na maioria das vezes ou sempre, e 21% referiram que a vida não valia a pena ser vivida na maioria das vezes ou sempre nos últimos 30 dias da pesquisa.[8] Todos esses sentimentos eram muito mais frequentes nas meninas do que nos meninos e piorava com a idade. As doenças mentais são fatores de risco para outros comportamentos como baixa autoestima, uso de substâncias psicoativas, entre outros.[9] Promover a saúde mental é uma estratégia de prevenção de doenças mentais. A depressão, tanto nas formas graves como nas leves, é fator de risco para o suicídio, que é uma das principais causas de morte entre 15 e 24 anos.[9] A identificação precoce de depressão na infância e na adolescência é importante, pois o transtorno depressivo é geralmente persistente e mantém-se, ultrapassando a barreira da vida adulta.

Saúde mental na adolescência

As mudanças advindas do processo de adolescer geram vulnerabilidade, fragilidade e instabilidade da saúde mental.[10] As constantes flutuações de estado de ânimo marcam essa fase de desenvolvimento, o que gera maior vulnerabilidade na saúde mental do adolescente e essa é uma fase em que têm início vários transtornos psiquiátricos. Na adolescência, há maior propensão a comportamentos de risco e atos impulsivos, como autoagressão não suicida incluindo *cutting*, *bullying*, experimentação e uso de substâncias psicoativas e privação do sono.[11]

Lidar com saúde mental é muito diferente de lidar com doença mental. O pediatra, e mais ainda aquele que trata de adolescentes, deve ter um olhar aguçado para a saúde mental e trabalhar para melhorá-la, mas também precisa saber quando encaminhar o paciente para tratamento de doença mental.

Doença mental nos adolescentes brasileiros

Estima-se que 30% dos adolescentes brasileiros apresentam alguma doença mental, ela é mais frequente nas meninas e sua prevalência aumenta com a idade.[12] A doença mental é subdiagnosticada nessa fase e 50% dos indivíduos chegam à vida adulta sem a respectiva identificação; e, mesmo quando diagnosticada, apenas metade dos pacientes recebe tratamento adequado.[13]

Muitas vezes, a primeira manifestação de sofrimento emocional é a autolesão não suicida. Autoagressão é usada para alívio desse sofrimento ou preenchimento de um vazio. Sua prevalência é muito variada, de 5% a 46%. Dados do PeNSE 2019 identificaram que 5% dos escolares de 13 a 17 anos relataram autoagressão. É mais comum em meninas, entre 12 e 14 anos, e sempre indica a presença de sofrimento emocional e de poucas estratégias para regulação emocional e é fortemente associada a *bullying*, depressão e maior risco de comportamentos suicidas.

Suicídio

Entre 2010 e 2019, as taxas de suicídio no Brasil aumentaram 43%, chegando a 6,6/100 mil habitantes com taxas acima da média nacional na região Sul (10,4:100 mil) e na região Centro-Oeste (8,3:100 mil).[14] Atinge todas as idades, etnias e classes sociais; e, apesar de as taxas de ideação e de tentativas de suicídio serem maiores em mulheres, estas acabam usando métodos menos letais e têm menor acesso a armas de fogo; além disso, o fato de ser mais culturalmente aceita a vulnerabilidade em mulheres do que em homens, elas se sentem mais à vontade de procurar ajuda quando precisam. Tudo isso resulta em taxas 3,8 maiores de suicídio dos homens. Nesse período estudado de 10 anos, houve aumento de 81% nas taxas de suicídio em adolescentes de 15 a 19 anos e de 113% abaixo de 14 anos.[14] O envenenamento foi o meio mais utilizado (60%), acontecendo geralmente na residência e em 41% das vezes houve mais de uma tentativa.

O suicídio é uma experiência individual, podendo estar envolvidos diversos fatores; entre eles, o desejo de acabar um sofrimento, autopunição por algo que ocorreu ou o desejo de punir alguém ou de chamar sua atenção. A tentativa de suicídio pode ser um pedido de socorro. O uso de substância pode precipitar o ato.

Fatores de risco associados ao suicídio e à saúde mental na adolescência

Adolescentes mais vulneráveis a agravos de saúde mental e a risco de suicídio são os que foram expostos a experiências adversas na infância, adolescentes não heteronormativos (LGBTQIAPN+), migrantes e povos indígenas. O *bullying*, o uso problemático de internet associado a *cyberbullying* e a falta de tratamento de depressão são as situações de maior risco de suicídio.

Experiências adversas na infância são situações de violência física, emocional e psicológica, negligência física e emocional vivenciadas pela criança, bem como adversidades no ambiente familiar incluindo doença mental, uso de substância, encarceramento, divórcio e violência contra a mãe presenciada pela criança e pelo adolescente.[15] São situações comuns e estima-se que aproximadamente 64% da população apresenta pelo menos uma experiência adversa na infância. O mecanismo é complexo e envolve traumas transgeracionais associados a vulnerabilidades sociais que propiciam um ambiente de risco para as crianças e adolescentes (Figura 13.2).

Pessoas que vivenciaram experiências adversas na infância apresentam risco duas vezes maior de beber em *binge*; três vezes maior de fumar; quatro vezes maior de problemas mentais; cinco vezes maior de iniciar atividade sexual precocemente; seis vezes maior de gravidez não planejada; sete vezes maior de se envolver em violência; e onze vezes maior de usar drogas ilícitas e de ser preso.[15] Ter mais do que seis experiências adversas na infância pode resultar em 20 anos a menos de vida.

Pessoas LGBTQIAPN+ são alvo de mais de dez formas diferentes de vitimização ao longo de 1 dia, sendo as mais frequentes o estresse pós-traumático, as microagressões familiares e a

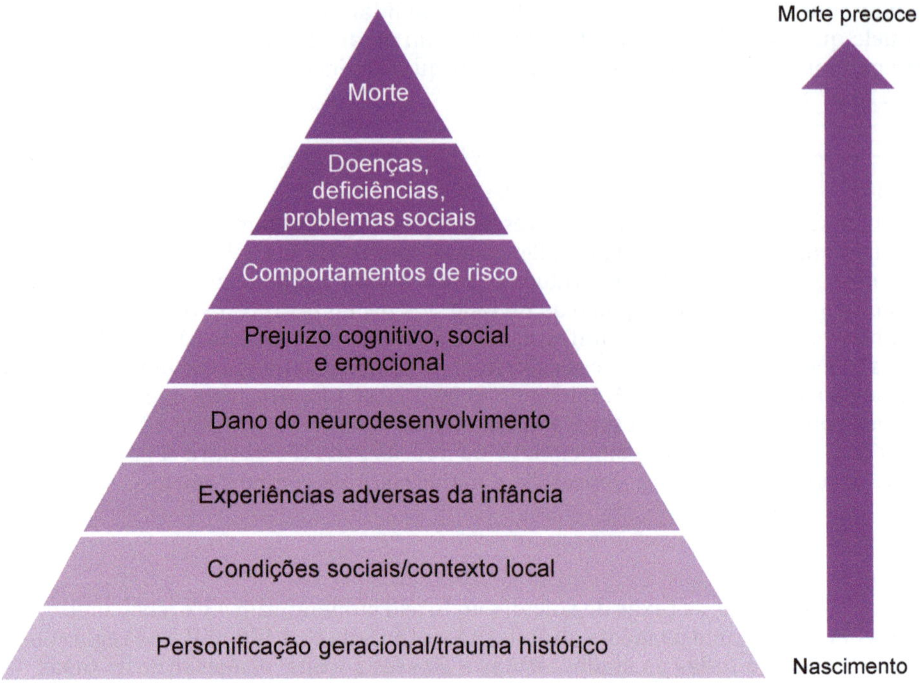

Figura 13.2 – Mecanismos pelos quais as experiências adversas na infância e adolescência influenciam a saúde e o bem-estar ao longo da vida.
Fonte: Adaptado do site do *Center for Disease Control* (www.CDC.gov).

rejeição de pares. Por serem alvo de violência, essas pessoas apresentam vários comportamentos de risco: duas vezes maior de ser alvo de *bullying* e de se envolver em violência; três vezes maior de iniciar atividade sexual antes dos 13 anos; de se sentir triste, de se sentir ameaçado na escola e de fumar; cinco vezes maior de ter atividade sexual forçada; seis vezes maior de tentar suicídio.[16]

O risco de suicídio entre povos indígenas é 74% maior do que em não indígenas nos estados do Norte do Brasil, afetando população mais jovem entre 15 e 19 anos.[17]

Uso problemático de internet aumenta o risco de sintomas depressivos e de suicídio, principalmente quando associados a: mais do que 5 horas de mídia, procura de *sites* e tópicos relacionados a suicídio; ter acesso a informações via mídia digital (noticiário, redes sociais, fóruns e vídeos) de casos de suicídio; e ser alvo ou agente de *cyberbullying*.[18]

Triagem de pensamentos suicidas

A Academia Americana de Pediatria recomenda a triagem universal para sintomas depressivos a partir dos 11 anos de idade e sugere o uso do *Patient Health Questionnaire* na sua versão com as duas primeiras perguntas como triagem (PHQ-2) e, se o escore for maior do que 2, deve-se completar a triagem com as sete perguntas restantes (PHQ-9).[13] O PHQ-9 consiste em nove perguntas e faz a triagem de sintomas depressivos segundo a 5ª edição do Manual Diagnóstico e Estatístico de Transtornos Mentais (DSM-5) e a última pergunta é sobre pensar em se ferir de alguma maneira ou que seria melhor estar morto.

Intervenção

O médico, frente aos adolescentes, deve ter tempo e disponibilidade interna para o diálogo franco. O principal objetivo de uma consulta deve ser a criação de vínculo e seu fortalecimento a cada consulta, cultivando a empatia, a aceitação, a autenticidade, a confiança e o sigilo. Devem-se evitar preconceito, juízos de valor e imposição de condutas.

Nas consultas, o médico deve valorizar o autocuidado, as opiniões e as emoções do paciente; estimular a autoestima e os projetos de vida; estimular hábitos saudáveis e melhora do estilo de vida; realizar triagem universal para comportamentos de risco em especial para tempo gasto em mídias sociais, *bullying*, *cyberbullying*, orientação sexual, uso de substância e sintomas depressivos; realizar intervenção breve para os comportamentos de risco identificados. É importante o médico ter um instrumento validado de triagem para depressão com o qual esteja familiarizado. Ele deve estar preparado para acompanhar pacientes com sofrimento emocional, esclarecer dúvidas e capacitar-se em diagnóstico e tratamento de adolescentes com transtornos do humor, em abordagens envolvendo acolhimento, apoio e planos de segurança para pacientes suicidas. Além disso, ele deve sempre trabalhar em colaboração com o psiquiatra e psicólogos cuidando da saúde mental dos pacientes.

Intervenção breve para os pacientes depressivos em crise suicida - plano de segurança na crise suicida

Em situações que se identifica grande sofrimento emocional com escores de sintomas depressivos no PHQ-9 maiores do que 14 e com pensamentos suicidas mais da metade dos dias ou quase todos os dias, é importante realizar intervenção para a crise suicida. O plano de segurança na crise suicida tem como objetivo fornecer ao paciente uma série de estratégias e recursos que podem ser usados se os pensamentos suicidas voltarem. O plano é de uma estratégia com evidência científica que provou reduzir o risco de tentativas de suicídios e foi testado em unidades de emergências e pode ser usado em pacientes em acompanhamento ambulatorial quando em risco para suicídio.[19] Sua duração é de 20 a 45 minutos e o ideal é escrever o plano e dá-lo ao paciente.

O risco pode ser reduzido, mas não totalmente eliminado. Há sempre uma ambivalência entre morrer e viver, e o risco de suicídio flutua ao longo do tempo. Por isso, é importante definir os eventos que ocorreram antes, durante e após a crise suicida recente, que devem ser incluídos no plano de segurança, descrevendo os fatores precipitantes e as reações do paciente a esses acontecimentos para facilitar a identificação de sinais de alarme (Figura 13.3).

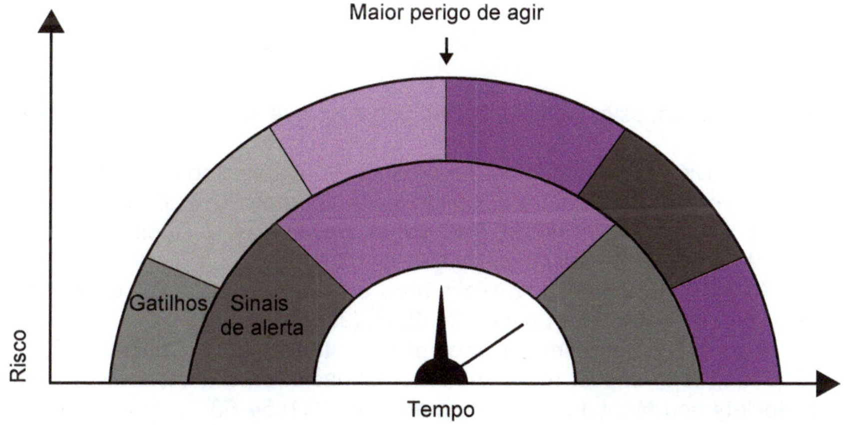

Figura 13.3 – O risco de suicídio flutua ao longo do tempo e inicia-se com gatilhos. Treinar o paciente a identificar esses gatilhos e os sinais de alerta o ajuda a iniciar o plano de intervenção precocemente com melhor controle da crise.

Fonte: Elaborada pela autora D'Souza-Li.

A redução de acesso a meios letais é importante, pois permite que indivíduos expostos a estressores agudos tenham mais dificuldade de tentar terminar a própria vida de forma impulsiva. A presença de uma arma de fogo, mesmo se mantida descarregada e trancada, aumenta o risco de fatalidade em adolescentes por suicídio.[20]

Durante a realização do plano, o pediatra deve ser um bom ouvinte; ter empatia; tentar entender a perspectiva do paciente; validar os sentimentos e o desejo deste de reduzir o sofrimento, mas reforçar que suicídio não é uma boa opção.

O plano apresenta seis etapas:

a) Ajudar o paciente reconhecer os sinais de alarme de uma crise suicida iminente.
b) Pensar com o paciente quais estratégias internas ele pode usar para lidar com os acontecimentos.
c) Ajudar o paciente a identificar as potenciais interações sociais que ele pode usar como formas de distração diante dos pensamentos suicidas.
d) Listar quais familiares ou amigos com os quais o paciente pode entrar em contato para ajudar a resolver a crise suicida (orientar o paciente dele conversar previamente com essas pessoas para elas estarem preparadas).
e) Ajudar o paciente a identificar os contatos com profissionais de saúde mental ou instituições, incluindo Centro de Valorização da Vida (CVV) - que pode ser acessado pelo telefone 188, *chat* ou *e-mail* 24 horas, todos os dias.
f) Após completar o restante do plano, discutir como reduzir o uso potencial de meios letais e como contar com o auxílio de familiares e/ou de amigos, por determinado tempo.

Considerações finais

Ações integradas na adolescência que buscam dar suporte não apenas à sua saúde física, mas também à saúde mental e social, permitindo o crescimento pleno do cidadão, são fundamentais para a melhora da sociedade. O médico tem um papel efetivo na prevenção de comportamentos de risco na adolescência, e uma visita adicional aumenta significativamente a eficácia de sua intervenção. É importante estar preparado para intervir na crise suicida e também para oferecer medidas de educação socioemocional para melhorar a resiliência e as habilidades do adolescente para lidar com frustração. É importante o pediatra conversar sobre o tema de forma não estigmatizante, dar espaço para o paciente sofrer a dor vivida e reforçar que suicídio não é a solução para os problemas.

Referências bibliográficas

1. Sanders RA. Adolescent psychosocial, social, and cognitive development. Pediatrics in Review. 2013;34(8):354-9.
2. Verbiest S, Malin CK, Drummonds M, Kotelchuck M. Catalyzing a reproductive health and social justice movement. Maternal and Child Health Journal. 2016;20(4):741-8.
3. Viner R, Ozer E, Denny S, Marmot M, Resnick M, Fatusi A et al. Adolescence and the social determinants of health. The Lancet. 2012;379:1641-52.
4. Sawyer SM, Afifi RA, Bearinger LH, Blakemore SJ, Dick B, Ezeh AC et al. Adolescence: a foundation for future health. The Lancet. 2012;379(9826):1630-40.
5. Paquette D, Ryan J. Bronfenbrenner's ecological systems theory. Children. 2001;44:1-105.
6. Kamis C. The long-term impact of parental mental health on children's distress trajectories in adulthood. Society and Mental Health. 20 mar. 2021;11(1):54-68.
7. Unicef. Pobreza na Infância e na adolescência. Brasília; 2018.
8. IBGE. Pesquisa nacional de saúde escolar. Rio de Janeiro; 2021. 162 p.
9. Shapero BG, Farabaugh A, Terechina O, DeCross S, Cheung JC, Fava M et al. Understanding the effects of emotional reactivity on depression and suicidal thoughts and behaviours: moderating effects of childhood adversity and resilience. Journal of Affective Disorders. 2019;245:419-27.
10. Rossi LM, Marcolino TQ, Speranza M, Cid MFB. Crise e saúde mental na adolescência: a história sob a ótica de quem vive. Cadernos de Saúde Pública. 2019;35(3):e00125018.
11. Kann L, Kinchen S, Shanklin SL, Flint KH, Kawkins J, Harris WA et al. Youth risk behavior surveillance – United States, 2013. MMWR supplements. 2014;63(4):1-168.

12. Lopes CS, Abreu GA, Santos DF, Menezes PR, Carvalho KMB, Cunha CF et al. ERICA: prevalência de transtornos mentais comuns em adolescentes brasileiros. Rev Saude Publica. 2016;50(supl 1):14s.
13. Zuckerbrot RA, Cheung A, Jensen PS et al. Guidelines for adolescent depression in primary care (GLAD-PC): Part I. practice preparation, identification, assessment, and initial management. Pediatrics. 2018;141(3):e20174081.
14. Brasil. Ministério da Saúde. Mortalidade por suicídio e notificaçõesde lesões autoprovocadas no Brasil. Boletim Epidemiológico. 2021;52(33):1-10.
15. Flaherty EG, Thompson R, Dubowitz H, Harvey EM, English DJ, Proctor LJ et al. Adverse childhood experiences and child health in early adolescence. JAMA Pediatrics. 2013;167(7):622.
16. Krause KH, Mpofu J, Brown M, Rico A, Andrews C, Underwood JM. At the Intersections: examining trends in experiences of violence, mental health status, and suicidal risk behaviors among US high school students using intersectionality, National Youth Risk Behavior Survey, 2015-2019. J Adolesc Health. 2022 Sep;71(3):293-300.
17. Brasil, Ministério da Saúde. Mortalidade por suicídio na população indígena no Brasil, 2015 a 2018. Boletim Epidemiológico. 2020;51:1-7.
18. Shain B and AAP committee on adolescence. Suicide and suicide attempts in adolescents. Pediatrics. 2016;138(1):e20161420.
19. Stanley B, Brown G. Safety planning intervention: a brief intervention to mitigate suicide risk. Cognitive and Behavioral Practice. 2012;19(2):256-64.
20. World Health Organization. Live life: an implementation guide for suicide prevention in countries. World Health Organization. (2021). Disponível em: https://iris.who.int/handle/10665/341726. Acesso em: 10 out. 2023.

Capítulo 14

Uso de substâncias psicoativas na adolescência – estratégias de prevenção

Gabriela Nogueira Pavan
Elisiane Elias Mendes Machado
Maria Ignez Saito

Patrícia, a pediatra de uma UBS do interior de São Paulo, atende Bernardo, um adolescente de 14 anos. O adolescente adora jogar futebol, faz parte do time da escola, treina três vezes por semana em um projeto da comunidade em que reside. O treinador é um homem que Bernardo admira muito e no qual confia. Conversam sempre antes e depois do treino sobre estudos e projeto de vida. A mãe, o pai e o irmão do adolescente vivem em uma casinha simples em uma comunidade no interior de São Paulo. Bernardo também tem muita tranquilidade em conversar com os pais sobre o que for necessário. Na consulta, quando a médica pergunta sobre uso de substâncias tóxicas, ele conta que, na última festa a que foi, Lucas, seu amigo, o chamou para experimentar maconha. Bernardo se sentiu desconfortável com a situação, agradeceu o amigo e disse que estava de boa e pôde escolher não experimentar a droga naquele momento.

O que for teu desejo, assim será tua vontade.
O que for tua vontade, assim serão teus atos.
O que forem teus atos, assim será teu destino.
Depak Chopra

Introdução

A adolescência deve ser encarada como uma etapa crucial e bem definida do processo de crescimento e desenvolvimento, cuja marca registrada é a transformação ligada aos aspectos físicos e psíquicos do ser humano inserido nas diferentes culturas.[1] Desde o século XIX, ela é reconhecida como período crítico da existência humana, fundamental para a construção do sujeito definitivo.

A pré-adolescência e a própria adolescência são fases de experimentação de vários comportamentos. Constituem o período em que a "ex-criança" começa a assumir o controle de sua vida social: escolhe para onde vai e com quem vai, adquirindo maior autonomia para se deslocar fisicamente. Os pais passam a ser mais espectadores, e não mais parte ativa necessária para programar a vida. Assim, o adolescente experimenta novos contatos sociais e novas atividades e começa a treinar novos papéis e posturas sociais. A curiosidade natural do adolescente o impulsiona a experimentar novas sensações e prazeres, inclusive aqueles relacionados às drogas. São motivos para o uso a curiosidade, a busca do prazer, a influência do grupo, a tentação do proibido, a rebeldia, a fascinação por estados alterados de consciência, a influência da mídia e até a "resolução" de problemas. Por questões ligadas ao desenvolvimento neurocognitivo, o adolescente tem uma visão temporal particular: o presente tem uma representação emocional maior do que o passado e o futuro – ele vive o "aqui e agora" e busca realização imediata, e a droga proporciona isso. O apelo dos efeitos da droga é sedutor e também muito "cômodo". As drogas dão prazer imediato, sem demandar grandes espaços físicos ou esforços. Atualmente, o fácil acesso, o baixo custo das drogas e a maior aceitação do uso de algumas substâncias, como a maconha, facilitam muito o jovem satisfazer esse tipo de curiosidade.[2]

Felizmente, a maioria dos adolescentes interrompem o consumo de drogas conforme assumem outros papéis na vida adulta (o consumo de tabaco constitui exceção, tendendo a permanecer para sempre), porém, estes não estão isentos de riscos. Basta lembrar a possibilidade da ocorrência de acidentes, especialmente os de trânsito, quando sob efeito de álcool ou de outras drogas. Há, ainda, indivíduos que progredirão do consumo habitualmente experimental dessa fase para padrões mais graves de abuso e dependência, que, na adolescência, geralmente envolvem o uso de múltiplas drogas.[2]

Segundo a Organização Mundial da Saúde (OMS),[3] 1,8 trilhão de adolescentes no mundo perdem a vida anualmente, a maioria por acidente de trânsito, suicídio e homicídio, muitas vezes associados ao consumo de álcool ou ao de outras drogas. O abuso de álcool e o de outras drogas está relacionado a 50% dos suicídios em jovens, sendo que o consumo de álcool está relacionado a 80% e a 90% dos acidentes automobilísticos na faixa dos 16 aos 20 anos.[4] Muitas dessas mortes são consequência de comportamentos de alto risco associados ao uso de álcool e de drogas, incluindo dirigir intoxicado, tráfico de drogas e tentativas de suicídio.[2]

Cabe citar ainda, como fator de risco, o uso de drogas associado à gravidez e a vários tipos de violência, nos quais os adolescentes podem ser vítimas ou agressores.

Aspectos epidemiológicos

Os estudos epidemiológicos são importantes, especialmente para quem pretende desenvolver programas de prevenção primária, ou seja, evitar que um adolescente experimente alguma droga. Quanto mais tarde se inicia o uso de drogas, menores são as chances de o indivíduo se tornar usuário regular e, posteriormente, dependente.[5] Esses estudos também são importantes para o monitoramento de tendências de uso e mensuração de efetividade dos programas de prevenção.

Apesar dos crescentes esforços na detecção de fatores preditores de risco ou proteção, ainda não é possível identificar com exatidão quais adolescentes apresentam maior predisposição para passar do uso experimental à dependência.

Estima-se que entre 155 e 250 milhões de pessoas no mundo fizeram uso de alguma substância ilícita; entre as quais, cerca de 25 milhões poderiam ser consideradas "usuários problemáticos de drogas" em 2008.[6]

No mundo, o consumo das diversas drogas ilegais não é uniforme: na Europa e na Ásia, predomina o uso de opioides; nas Américas, a maior parte da demanda por tratamento decorre do uso de cocaína; enquanto na África a procura por tratamento é mais relacionada ao consumo de maconha.[6]

No Brasil, o início do uso de álcool tem se dado em idades cada vez mais precoces, apresentando média de idade de início de 12,5 anos. Em uma revisão sistemática, Barbosa e colaboradores.[7] avaliaram 28 estudos para apresentar a prevalência do uso de álcool entre adolescentes brasileiros de 13 a 15 anos.

São importantes para os estudos epidemiológicos as chamadas "novas drogas". Assim, os energéticos também começaram a ser citados nos levantamentos epidemiológicos. São muito utilizados associados ao álcool para aumentar o efeito excitatório.[8] Entre estudantes brasileiros, a prevalência de uso na vida de energéticos associados ao álcool foi de 15,4.[9] Nos Estados Unidos, cerca de 6% dos adolescentes e jovens adultos fazem uso diário de energéticos.[10]

Outro aspecto a ser considerado é a diferença na prevalência de abuso e dependência de drogas entre os sexos, que tem diminuído, mas ainda com predomínio de homens dependentes.

Alguns autores salientam a influência do ambiente e da cultura: a extrema valorização da aparência física, com incentivo às mulheres extremamente magras, resultaria no consumo de inibidores de apetite (anfetamínicos). Como efeito colateral, essas medicações aumentam a irritabilidade e a ansiedade, que resultaria no consumo de tranquilizantes. A influência da cultura fica evidente quando se verifica que o consumo de anabolizantes é predominante no sexo masculino, que busca o padrão musculoso nas academias.

Fatores de risco e protetores associados à experimentação de drogas – pertencentes ao indivíduo e pertencentes ao ambiente

Neurodesenvolvimento

Na adolescência, as estruturas cerebrais responsáveis pela crítica e pelo julgamento, ainda em maturação, estão associadas aos comportamentos de risco (*risk taking behaviour*), característicos dessa fase. Esses comportamentos englobam três domínios importantes com base em tomada de decisões: aversão ao risco; aversão à perda; e percepção temporal.[11] O adolescente tem menos aversão ao risco do que os adultos. Esse comportamento pode estar relacionado à atividade de regiões cerebrais como a ínsula anterior – envolvida em emoções negativas como medo e nojo; e o córtex do cíngulo anterior e córtex pré-frontal ventromedial posterior, envolvidos no monitoramento de conflitos e na detecção de erros.

Adolescentes também têm menos aversão a perdas e são mais susceptíveis a recompensas. Por exemplo, euforia ou integração social decorrente do uso de drogas; ainda, são menos afetados por punições (p. ex., mal-estar após consumo de drogas) em relação aos adultos. O primeiro processo pode estar relacionado ao funcionamento de regiões envolvidas no sistema de recompensa (SR), como o núcleo *accumbens*. O principal neurotransmissor liberado nesse sistema é a dopamina, e sua liberação repetida culmina no aprendizado do comportamento de obtenção e uso da droga. Na persistência do consumo, um fenômeno de sensibilização acontece nas vias mesolímbicas, provocando um consumo intenso e persistente.[12] O segundo processo parece estar ligado à atividade de regiões envolvidas em emoções negativas, como a amígdala e o córtex da ínsula. Desse modo, menor sensibilidade a perdas em relação aos ganhos em adolescentes parece também ser um importante mecanismo subjacente ao *risk taking behaviour*.

O terceiro processo relacionado à tomada de decisões na adolescência é o da temporalidade. Adolescentes têm preferência pelo imediato em relação a perspectivas tardias. Ou seja, o adolescente é capaz de imaginar algumas situações (pensamento abstrato), tem muitas ideias e energia para colocá-las em prática, porém sua capacidade de avaliar riscos, pensar nas consequências e organizar temporalmente a relação entre causa e efeito ainda é imatura, principalmente quando influenciado por aspectos emocionais e pelo desejo de prazer imediato. Essa dificuldade em inibir as escolhas precoces tem sido relacionada a uma hipofunção do córtex pré-frontal lateral.

Influência ambiental

A família se destaca como o principal determinante ambiental, inserida em valores e micropolíticas que replicam o modelo vigente e acabam por moldar o comportamento do ser humano desde a infância.

Podemos associar esse uso à assim denominada "família de risco", pouco propícia ao estabelecimento de hierarquia, da autoridade natural, de limite, de preparo para lidar com a frustração e frequentemente tendo a mídia como educador.[1]

Pelos determinantes sociais, a pós-modernidade se caracteriza pela chegada da globalização. Há uma imposição de cultura com base na imagem e no imediatismo e que gira em torno de um grande organizador social: o consumo.

Outros determinantes de risco aparecem em famílias desestruturadas, negligentes, com falta de amor, que não favorecem o desenvolvimento da autoestima, importante fator de proteção. O autoritarismo vazio que incrementa atitudes de desafio por parte dos adolescentes deve ser banido dando lugar à autoridade, com base na coerência entre discursos e atitudes.

A família é uma das principais áreas capazes de influenciar o início do uso de drogas até o padrão problemático de consumo. Em primeiro lugar, há o fator genético: filhos de pais dependentes de álcool ou drogas apresentam risco quatro vezes maior de também se tornarem dependentes. Geneticamente, esses jovens apresentam essa predisposição. O desenvolvimento da dependência dependerá da interação dessa condição com os fatores ambientais que poderão protegê-lo ou favorecer o aparecimento da dependência.[13]

Em segundo lugar, a família tem papel fundamental na formação desse adolescente. A criança precisa aprender a lidar com limites e frustrações. Crianças que crescem em um ambiente com regras claras, geralmente, são mais seguras, pois sabem o que devem ou não fazer para agradar. Quando se defrontam com um limite, devem aprender a lidar com a frustração, desenvolvendo recursos próprios para superá-la. Sem regras claras, a criança sem limites adota um comportamento desafiador com os pais. Posteriormente, já adolescente e tendo aprendido a viver assim, ele repetirá o comportamento desafiador fora de casa, podendo se deparar com frustrações. Ele precisará dos mecanismos para lidar com essas frustrações, os quais não foram desenvolvidos. Nesse momento, as drogas surgem como solução mágica: o jovem as consome, e todos os sentimentos ruins desaparecem por alguns instantes, sem necessidade de esforços maiores. Portanto, na adolescência sem a proteção da família, o adolescente desafiador e que não sabe lidar com frustrações apresenta maior risco para desenvolver uso indevido de substâncias. De forma indireta, a família também pode contribuir para o estabelecimento da vivência de drogas, atuando por meio de violência, abuso, e de estresse contínuo decorrente de ambientes caóticos ou extremamente rígidos. As relações familiares podem, por vezes, serem marcadas por insegurança e abandono.[14] A família que promove prevenção, terá como resultante o jovem que carrega, mesmo fora de casa, múltiplos aspectos de referências anteriores como valores repassados por essa estrutura.

A família do novo milênio deve estar direcionada para construção de seres pensantes, críticos, com instrumentos capazes de melhorar o projeto social.[14] O bom relacionamento com os pais geralmente tem correlação positiva com o não uso de drogas.[15]

Outro indicador de relevante importância é a escola.

Seria uma escola protetora aquela que traz o conhecimento voltado para a troca de saberes, o diálogo horizontal e grupal, a integração de conhecimentos, a criatividade, a flexibilidade dos docentes, a adequação da proposta para o erro, o respeito à singularidade e ao pensamento crítico.

Dentro da escola promover a prevenção, com o objetivo será educar para o conhecimento, para assumir a incerteza, para a significação, para a expressão, para a consciência, para o amor. O aspecto fundamental, então, se resume em educar para o adolescente se apropriar da história e da cultura. Ambientes escolares podem favorecer grupos de referência que até mesmo combatem a ascensão da droga.[1,14]

Funciona também como fator protetor a prática da religião.[15] Os estudos neuro funcionais tendem a sugerir maior atividade do córtex frontal e pré-frontal durante experiências religiosas. Ocorre um aumento da atividade nas redes tensionais relacionadas ao pensamento reflexivo, ajudando, assim, nas tomadas de decisões mais assertivas.[16] Por um lado, A prática de esportes também parece ser fator de proteção ao uso de álcool e de drogas, provavelmente por incentivar hábitos mais saudáveis de vida. Por outro lado, o ambiente excessivamente competitivo existente no esporte profissional é fator de risco para uso de algumas drogas, especialmente os anabolizantes, energéticos e estimulantes.[17]

Quanto à influência do trabalho no uso de drogas entre adolescentes, não há consenso na literatura. Alguns estudos afirmam que o tempo livre do adolescente é propício para o uso de álcool e de drogas, enquanto outros afirmam que os jovens que trabalham consomem mais álcool e drogas, provavelmente pelo maior convívio com pessoas mais velhas.[18]

Deve ser também muito valorizada a influência da mídia, pois o adolescente baseia-se nos modelos de comportamento adulto de que dispõe, questiona-os, adapta-os e adota-os. Ele busca no ambiente esses modelos, especialmente no comportamento e nas atitudes de amigos, familiares, ídolos que muitas vezes estão demonstrados de maneira irreal nas mídias sociais.

Nos dias atuais, o uso indiscriminado de medicamentos, como remédios para relaxar, medicamentos para melhorar o desempenho sexual, medicações para dormir, entre outros, dá ao jovem a impressão de que, para qualquer problema, há sempre uma solução química; e, principalmente, uma solução mágica, que não requer grandes esforços, e de ação rápida, que vai ao encontro do imediatismo característico da juventude. A maior ou menor influência desses modelos no processo de maturação do adolescente dependerá de suas características internas, que se refletirão na forma como esse jovem consumirá ou não a droga.[2,14]

Vivemos em um momento social em que todo tipo de consumo é incentivado. O padrão de beleza é ditado pelos meios de comunicação, influenciando hábitos alimentares, consumo de medicamentos para emagrecer ou produtos que deixam os garotos mais fortes. O consumo pressiona e afeta todas as classes sociais.[2,19]

Não se poderia deixar de citar a influência da violência, pois a adolescência é uma das fases da vida mais afetadas por sua repercussão.

A violência é a principal causa de morbidade e mortalidade na adolescência, sendo a droga uma das maiores ou a maior de todas as violências, levando-se em conta não só o aspecto do desenvolvimento que é prejudicado, mas também todos o contexto social e violento que está inserida.

Adolescentes não são apenas vítimas, mas também são agentes originais ou intermediários de todas as formas de violência, incluindo as que envolvem o tráfico em toda a sua dimensão.

Entre as formas mais terríveis de violência, incluem-se aquelas traduzidas pela autoagressão (por meio do uso das próprias drogas) e até mesmo o suicídio (provocado por "overdose").

O combate à violência é uma responsabilidade social global e envolve diretamente o combate às drogas, por intermédio do incremento da consciência social sobre o problema, a desmistificação da violência sem a banalizar, com um olhar atento à parceria que pode ser mortal entre violência e droga, com especial atenção aos grupos de risco.[1,14]

A luta contra as drogas tem como embasamento principal seu uso crescente no mundo, atingindo todas as classes sociais, indivíduos em todas as idades, inclusive as mais precoces. As drogas lícitas causam os maiores danos.

Prevenção ao uso de drogas

Devem ser considerados como aspectos fundamentais o respeito aos outro; o incentivo ao exercício da escolha; a tolerância às diferenças; a ênfase ao crescimento emocional e cognitivo, à crítica e à autoestima.[1,14] Esse é um trabalho precoce e de longa duração que deve estar atento a novas palavras de ordem que favorecem comportamentos de risco, escolhas equivocadas, identificações alienadas sustentadas por uma sociedade pseudo permissiva e hipócrita. Um agravante a ser considerado na relação entre droga e autoestima é a imagem pública que não favorece os adolescentes. Muitos especialistas insistem em apresentá-los como drogados, suicidas, depressivos, violentos. Manchetes de jornais, canais de TV ocupam-se da violência do adolescente mostrando-o ora como vítima, ora como agressor. Será que existe o mesmo número de manchetes mostrando adolescentes corretos, responsáveis, generosos, bem-sucedidos, exemplos a serem seguidos?

Qual a realidade que oferecemos aos nossos adolescentes quando buscamos criticá-los por sua relação com as drogas? Será que é possível observar passivamente a alta evasão escolar, a miséria, a fome, a falta de esperança e de projeto de vida, a gravidez precoce, o analfabetismo mesmo daqueles que frequentam a escola? Será que vamos continuar a ignorar que não existem políticas públicas suficientes e bem estruturadas voltadas para uma juventude que frequentemente caminha sem oportunidade ou qualificação? Será que não está na hora de resgatar dos adultos o compromisso de ajudar os adolescentes a manter a crença do amor, na persistência e principalmente no diálogo envolvendo construção e mudança que finalmente edifiquem a cidadania?

O médico assistente dos adolescentes exerce um papel essencial na prevenção do uso de substância Psicoativa com a triagem anual[20] e a investigação de maneira sistemática, avaliando padrão de uso e gravidade. Além disso, nesse momento da consulta, deve-se criar a oportunidade de problematizar com o adolescente situações de risco ou do uso e conversar sobre o assunto.

Os adolescentes e jovens buscam Deus por meio das mais variadas crenças, buscam ser a imagem especular de seus ídolos, buscam a realização ainda que pela violência e/ou pela droga; buscam a aprovação do outro, mas deveriam, antes de tudo, buscar a si mesmos e sua consciência. Isso propiciará o verdadeiro encontro com seu interior, possibilitando sua realização harmônica, como artesão que tecem seu próprio destino.[21]

Sandra Schivoletto *in memoriam*

"Quero mudar
Sem vacilar
Esse modo de pensar.
Quero vencer
Esse meu estranho ser
Este jeito de viver.
Quero amar
Noutro patamar
E de mim mais gostar.
Quero lutar
Sem esmorecer
E de mim não esquecer.
Quero estar
Sem nunca mudar,
Vivendo para me amar."
Dayse Felix

Referências bibliográficas

1. Saito MI. Adolescência, cultura, vulnerabilidade e risco: a prevenção em questão. In: Saito MI, Silva LMV, Leal MM. Adolescência: prevenção e risco. Rio de Janeiro: Atheneu, 2014. p. 39-44.
2. Schivoletto S, Chaim T. Drogas e adolescência. In: Saito MI, Silva LMV, Leal MM. Adolescência: prevenção e risco. Rio de Janeiro: Atheneu, 2014. p. 547-63.
3. WHO. Wortd Health Statistics [Internet]. Press, 2008 [cited jan. 2013]. Disponível em: http://www.who.inwhosis/whostat/EN_WHS08._Full.pdf.
4. Escritório Regional das Nações Unidas contra Drogas e Crime no Brasil. Brasília: Escritório Regional do UNODC no Brasil; 2005.
5. Pechansky F, Szobot CM, Scivoletto S. Alcohol use among adolescents: concepts. epidemiological characteristics and etiopatogenic factors. Revista Brasileira de Psiquiatria, 2004 May;26 Suppl 1:514-7. PubMed PMID: 15729438.
6. UNODC, World Drug Report 2010 (United Nations Publication, Sales n. E.10.XI.13).
7. Barbosa FVC, Campos W, Lopes Ada S. Prevalence of alcohol and tobacco use among Brazilian adolescents: a systematic review. Rev Saúde Pública. 2012;46(5):901-17.
8. Ferreira SE, Mello MT, Rossi MV, Formigoni ML. Does an energy drink modify the effects of alcohol in a maximal effort test? Alcohol Clin Exp Res. 2004;28(9):1408-12.
9. Carlini ELA, Noto AR, Sanchez ZM, Carlini CMA, Locatelli DP, Abeid LR et al. VI Levantamento Nacional sobre o Consumo de Drogas Psicotrópicas entre Estudantes do Ensino Fundamental e Médio das Redes Pública e Privada de Ensino das 27 Capitais Brasileiras. 2010. São Paulo, Centro Brasileiro de Informações sobre Drogas Psicotrópicas (CEBRID); UNIFESP; Secretaria Nacional de Políticas sobre Drogas (SENAD), Brasília.
10. CDC CfDCaP. Beverage Consumption Among High School Students – United States, 2010. Morbidity and Mortality Weekly Report (MMWR) 2010;60(23):778-80.
11. Barbalat G, Domenech P, Vernet M, Fourneret P. Risk-taking in adolescence: a neuroeconomics approach. Encephale. 2010 Apr;36(2):147-54.
12. Brebner K, Wong T, Liu L, Lin Y, Campsall P, Gray S et al. Nucleus accumbens long-term depression and the expression of behavioral sensitization. Science 2005;310(5752):1340-3.
13. Mckay JR, Murphy RT, Rivinus TR, Maisto SA. Family dysfunction and alcohol and drugs use in adolescent psychiatric impatients. Journal of the American Academy of Child and Adolescent Psychiatry. 1991;30(6):967-72.
14. Saito MI. Adolescência e projeto de vida: o adolescente como protagonista e agente de transformação. In: Saito MI, Silva LMV, Leal MM. Adolescência: prevenção e risco. Rio de Janeiro: Atheneu 2014. p. 635-40.

15. Piko BF, Fitzpatrick KM. Substance use, religiosity, and of her protective factors among Hungarian adolescents. Addict Behav. 2004;29(6):1095-107.
16. Newberg A, Alavi A, Baime M, Pourdehnad M, Santanna J, D'Aquili E. The measurement of regional cerebral blood flow during the complex cognitive task of meditation: a preliminary SPECT study. Psychiatry Res Neuroimaging [Internet]. 2001;106:113-22.
17. Galduróz JCF, Almeida V, Carvalho V, Carlini EA. V levantamento sobre uso de drogas psicotrópicas entre estudantes de ensino fundamental e médio da rede pública de ensino de 27 capitais brasileiras – 2004. São Paulo: Centro Brasileiro de Informações sobre Drogas Psicotrópicas (CEBRID) – Departamento de Psicobiologia da Escola Paulista de Medicina; 2004.
18. Johnston LD, O'Malley PM, Bachman JG, Schulemberg JE. 2011. Monitoring the future national results on adolescent drug use: overview of key findings, 2010. Ann Arbor: Institute for Social Research, The University of Michigan. 77 p.
19. Scivoletto S. Tratamento psiquiátrico ambulatorial de adolescentes usuários de drogas – características sociodemográficas, a progressão do consumo de substâncias psicoativas e fatores preditivos de aderência e evolução no tratamento [tese]. São Paulo: Faculdade de Medicina, Universidade de São Paulo; 1997. p. 127.
20. AAP. Recommendations for Preventive Pediatric Health Care Bright Futures/American Academy of Pediatrics. 2017;18-9. Disponível em: https://www.aap.org/en-us/Documents/periodicity_schedule.pdf. Acesso em: set. 2023.
21. Saito RS. Consciência corporal. In: Saito MI, Silva LMV, Leal MM. Adolescência: prevenção e risco. Rio de Janeiro: Atheneu. 2014;625-34.

Capítulo 15

O adolescente da pós-pandemia – aspectos relevantes

Benito Lourenço
Maíra Terra Cunha Di Sarno

Angústia, desesperança, autocrítica
Medo do futuro e tédio do presente
A adolescência é marcada por fortes tons
Emocionais
É também tempo de sonhar
De se inventar
E também de reinventar o mundo através de
Utopias...
Mesmo depois de ultrapassado esse tempo
Ainda guardamos em nós os adolescentes que fomos
E é preciso coragem para olhar para ele
Coragem sim,
Porque ele nos cobra os planos que traímos
E é justamente resgatando o adolescente
Que temos a chance de nos recriarmos
Ousar sonhar de novo...
E sempre.
Mario Corso

Incerteza, solidão e, por vezes, pesar. Durante a pandemia de covid-19, esses intensos sentimentos envolveram a vida de milhões de adolescentes e famílias e o impacto da pandemia causada pelo vírus SARS-CoV-2 ainda poderá se refletir na saúde mental e bem-estar desses indivíduos por muito tempo.[1]

Após 3 anos da pandemia, a interrupção das rotinas, da educação, do lazer, além do surgimento da preocupação com a renda familiar e com a saúde, ainda deixa muitos jovens com medo, raiva e preocupação quanto ao futuro. Com as restrições de movimento, afastamentos sociais e toda forma de barreiras impostas, esses garotos e garotas passaram anos indeléveis de sua vida longe da família, de amigos, das salas de aula, das brincadeiras e encontros afetivos – elementos-chave desse período fundamental ao desenvolvimento do indivíduo.

O entendimento crítico e atualizado sobre os impactos da pandemia de covid-19 na vida e na saúde de adolescentes e jovens deve se constituir a partir de uma concepção ampliada e abrangente de saúde, em que se exige uma articulação entre os aspectos intersetoriais, como educação, cultura, políticas públicas, contexto socioeconômico e crise ambiental para sua caracterização. Em fevereiro de 2020, quando o primeiro caso de covid-19 no Brasil foi detectado, seus efeitos ainda eram, em grande parte, desconhecidos por médicos, cientistas e pela população em geral. Após mais de 3 anos, embora todos respirem mais aliviados, a doença deixou marcas, com números de infectados e de vítimas fatais tragicamente surpreendentes. No País que ainda elabora o luto coletivo, é importante atentar ao discurso dos jovens sobre extremos emocionais e aos restos psíquicos desse período no comportamento social para ajudá-los a sair do sofrimento individual e solitário e inseri-los em contextos que estimulem uma elaboração coletiva.

O agravamento da situação sanitária foi parte de um cenário de graves consequências econômicas e sociais que impactaram o presente e o futuro de adolescentes e jovens no Brasil: o aprofundamento das desigualdades sociais e seus efeitos sobre a saúde mental; a segurança alimentar; o processo educativo; a vida profissional e econômica de jovens; além da instabilidade política no País. Ainda são escassos os dados nacionais quanto à repercussão da pandemia sobre aspectos particulares da vida dos adolescentes, mas é notório o efeito no discurso e na mudança de comportamento dos jovens. Portanto, não existe dúvida da necessidade de mais estudos que ampliem a base de dados que ajuda a compreender os efeitos para que se pensem em soluções, ampliando espaços de discussão para definir prioridades e caminhos de modo a instituir políticas públicas que promovam uma ação sistemática e efetiva para essa faixa etária da população brasileira.

A pesquisa intitulada *Juventudes e a Pandemia do Coronavírus*, em sua 3ª edição, uma iniciativa do Conselho Nacional da Juventude com vários correalizadores, é o resultado da análise de um questionário *online* respondido por 16.326 jovens (15 a 29 anos) de todos os estados do Brasil, em 2022.[2] Observou-se que, ainda que para a grande maioria dos jovens a pandemia esteja controlada, o principal medo deles continua sendo perder familiares ou amigos para a covid-19 (53%). Quase 4 a cada 10 têm o receio de surgirem outras pandemias ou de passarem por dificuldade financeira.[2] E a preocupação com a saúde não está restrita à covid-19: jovens temem o agravamento de problemas de saúde física e emocional. As preocupações desses jovens se traduzem em avaliações negativas de alguns aspectos da vida: 5 a cada 10 avaliam como regular a péssimo seu condicionamento físico; e 6 a cada 10 são críticos quanto à sua qualidade do sono e ao seu estado emocional.[2] A avaliação negativa sobre a dimensão emocional se dá por conta de inúmeros efeitos que a pandemia e seu contexto provocaram na vida desses jovens: 6 a cada 10 jovens relatam ter passado por ansiedade; 5 a cada 10, por exaustão ou cansaço constante; e 4 a cada 10, por falta de motivação nos últimos 12 meses.[2] Brigas frequentes dentro de casa foram referidas por 21% dos adolescentes de 15 a 17 anos, aumento do consumo de álcool, cigarro e/ou outras drogas por 8% (27% entre adolescentes LGBTQIAP+) e automutilação e/ou pensamento suicida, por 9% (19% entre adolescentes LGBTQIAP+).[2] O uso das redes sociais foi a principal opção de entretenimento e socialização durante o período de distanciamento social, mas esse hábito continua muito presente no atual momento, com 53% dos jovens relatando uso exagerado das redes sociais.[2]

Um relatório publicado pela Unicef, *The State of the World's Children 2021*, se debruça sobre a saúde mental de adolescentes; concentra-se em riscos e fatores de proteção em momentos críticos do curso de vida e investiga os determinantes sociais que moldam a saúde mental e o bem-estar. Foi publicado em uma interessante plataforma interativa (https://data.unicef.org/resources/sowc-2021-dashboard-and-tables/) que permite analisar a situação de alguns importantes indicadores. Em quase todas as partes do mundo, sejam países ricos, sejam pobres, as condições de saúde mental – e a falta de respostas de cuidado – causam sofrimento psíquico significativo para crianças e jovens e são uma das principais causas de morte, doença e incapacidade, especialmente para adolescentes mais velhos. Estima-se que 13% dos adolescentes de 10 a 19 anos vivam com um transtorno mental diagnosticado.[2] Quase 46 mil adolescentes morrem por suicídio a cada ano.[3]

Outra pesquisa internacional recente com adolescentes em 21 países, incluindo o Brasil, e conduzida pelo Unicef e o Gallup, *The Changing Childhood Project*, mostra que, em média, um em cada cinco adolescentes e jovens de 15 a 24 anos entrevistados (19%) disse que, muitas vezes, se sente deprimido ou tem pouco interesse em fazer as coisas.[4] Em média, 36% dos jovens de 15 a 24 anos relatam que se sentem frequentemente preocupados, nervosos ou ansiosos. Aqueles que dizem ter dificuldade em sobreviver financeiramente são mais propensos a relatar frequentemente que se sentem ansiosos, nervosos ou preocupados do que aqueles que dizem que estão confortáveis.[4]

Dados publicados de uma extensa pesquisa realizada pela Fundação Oswaldo Cruz (Fiocruz) em parceria com a Universidade Federal de Minas Gerais e a Universidade Estadual de Campinas, com mais de 9 mil adolescentes de 12 a 17 anos, demonstram associações de sentimentos e repercussões da pandemia na saúde mental dos jovens com determinantes econômicos, sociais, escolares e familiares, reforçando a concepção mais sistêmica e ampliada da saúde.[5] Nesse estudo, 32,4% dos adolescentes frequentemente se sentiam tristes e 48,7%, nervosos e irritados, em particular as adolescentes do sexo feminino.[5] A tristeza e o nervosismo frequentes tiveram vários fatores associados em comum relacionados às condições socioeconômicas (famílias com dificuldades financeiras) problemas com o aprendizado remoto (ter aprendido pouco ou nada com a educação a distância), amigos distanciados, desavenças familiares e o fato de ter saúde regular/ruim antes da pandemia.[5] Nesse estudo, a piora do sono durante a pandemia também foi associada ao aumento da prevalência de nervosismo e tristeza. Nesse sentido, a má qualidade do sono também fez parte dos malefícios causados pela pandemia e está claramente associada à saúde mental dos indivíduos.

Uma revisão sistemática recente confirma o maior risco do impacto da pandemia de covid-19 na saúde mental de adolescentes e crianças nas piores condições socioeconômicas, destacando a necessidade de intervenções focadas nesses estratos, o que inclui políticas públicas de transferência de renda.[6] O impacto das desigualdades socioeconômicas ficou ainda mais evidente com o advento da pandemia de covid-19 e tende a ser mais forte em países com alta concentração de renda como o Brasil.

A percepção de que condições de sofrimento psíquico entre adolescentes têm aumentado desde a pandemia, identificada em alguns estudos transversais, foi definitivamente corroborada por uma publicação recente de uma robusta revisão sistemática com metanálise, que faz uma síntese abrangente de estudos de coorte longitudinal, comparando estimativas pré-pandêmicas de sintomas de depressão e ansiedade em crianças e adolescentes com estimativas pandêmicas.[7] Os dados evidenciam que, comparado ao período pré-pandêmico, no período pandêmico os sintomas de depressão cresceram 26% globalmente nos jovens de até 19 anos. Já a ansiedade teve um aumento próximo de 10% em crianças e adolescentes no 1º ano da pandemia.[8]

Esses números convocam a intensificar o foco na saúde mental para redução dos sintomas, além de uma estratégia preventiva mais ampla com gradientes de intensidade e especificidade do tratamento. Essas medidas incluem promover vias de acesso facilitadas aos serviços de saúde mental e incentivar a participação das famílias, adoção de um modelo de estadiamento transdiagnóstico para capturar as flutuações dos sintomas e a implementação de ferramentas digitais para incentivar a procura de ajuda e a conformidade por parte dos jovens digitalmente nativos.[9]

Se a pandemia ensinou alguma coisa, foi que a saúde mental dos indivíduos é profundamente afetada pelas circunstâncias da vida em todos os aspectos biopsicossociais. Para os adolescentes, suas experiências com seus pais, as conexões que eles formam com amigos e suas chances de jogar, aprender, interagir, ocupar os espaços físicos da cidade, escola são vivências fundamentais e alienáveis do desenvolvimento. A saúde mental também é um reflexo das formas como suas vidas são influenciadas pela pobreza, pelo conflito, por doença, luto e acesso às oportunidades que existem em seus mundos. Não se pode mais ignorar o sofrimento psíquico dos jovens nas sociedades, pois manter esse tema escondido reforça o estigma e impede adolescentes e cuidadores de procurar a ajuda de que precisam.

Para nós, profissionais da saúde, resta-nos abraçar toda a complexidade do que é ser humano e entender que nós, pediatras, pela oportunidade do acompanhamento longitudinal e vínculo com as famílias, estamos na linha de frente da saúde mental das crianças e adolescentes. Temos a oportunidade de suspeitar de transtornos de ansiedade/depressivos no adolescente, identificá-los e convencer a família da importância de diagnosticá-los e tratá-los com equipe multidisciplinar.

O sofrimento psíquico não é um comportamento desviante a ser reprimido e escondido, mas deve ser compreendido como um aspecto da experiência humana e ouvindo os jovens que estão levantando suas vozes, reivindicando ações, as quais evocam o adolescente que um dia fomos (e ainda resta em nós) para reinventar o mundo pós-pandemia e, a partir de agora, agir.

Referências bibliográficas

1. Zuccolo PF, Casella CB, Fatori D, Shephard E, Sugaya L, Gurgel W et al. Children and adolescents emotional problems during the covid-19 pandemic in Brazil. Eur Child Adolesc Psychiatry. 2023 Jun.;32(6):1083-1095. doi: 10.1007/s00787-022-02006-6. Epub 2022 May 27. PMID: 35618973; PMCID: PMC9135594.
2. Conselho Nacional de Juventude. Juventudes e a Pandemia do Coronavírus – e agora? Relatório nacional – 2022. Disponível em: https://atlasdasjuventudes.com.br/wp-content/uploads/2022/09/JuventudesPandemia3_Relato%CC%81rioNacional_20220923.pdf. Acesso em: 6 set. 2023.
3. Unicef. The State of the World's Children 2021. On my mind: promoting, protecting and caring for children's mental health. 2021. Disponível em: https://www.unicef.org/reports/state-worlds-children-2021. Acesso em: 6 set. 2023.
4. Unicef/Gallup. The Changing Childhood Project. A multigenerational, international survey on 21st century childhood 2021. Disponível em: https://changingchildhood.unicef.org/pt/stories. Acesso em: 6 set. 2023.
5. Barros MBA, Lima MG, Malta DC, Azevedo RCS, Fehlberg BK, Souza JPRB et al. Mental health of Brazilian adolescents during the covid-19 pandemic. Psychiatry Res Commun. 2 mar. 2022;2(1):100015.
6. Miranda DM, Athanasio BS, Oliveira ACS, Simoes-e-Silva AC. How is covid-19 pandemic impacting mental health of children and adolescents? Int. J. Disaster Risk Reduc. 2020;51.
7. Madigan S, Racine N, Vaillancourt T, Korczak DJ, Hewitt JMA, Pador P et al. Changes in depression and anxiety among children and adolescents from before to during the covid-19 pandemic: a systematic review and meta-analysis. JAMA Pediatr. 1 jun. 2023;177(6):567-81.
8. Raballo A, Poletti M, Valmaggia L, McGorry PD. Editorial perspective: rethinking child and adolescent mental health care after covid-19. J Child Psychol Psychiatry. 2021 Sep;62(9):1067-1069. doi: 10.1111/jcpp.13371. Epub 2020 Dec 24. PMID: 33368236.
9. Gadagnoto TC, Mendes LMC, Monteiro JCDS, Gomes-Sponholz FA, Barbosa NG. Emotional consequences of the covid-19 pandemic in adolescents: challenges to public health. Rev Esc Enferm USP. 2022 Apr 29;56:e20210424. doi: 10.1590/1980-220X-REEUSP-2021-0424. PMID: 35499758; PMCID: PMC10184760.

Índice remissivo

T

U

V